健康増進のための ピラティス

成果を導く実践的プログラミング

編著 一般社団法人
ピラティスアライアンス代表理事
高田香代子

編集協力 筑波大学名誉教授
田中喜代次

Noho Pilates studio
Stephen Williams

文光堂

編 著

高田香代子　一般社団法人ピラティスアライアンス代表理事
修士（体育学，経営学）
Peak Pilates マスターインストラクター
NPCP（National Pilates Certification Program）認定ピラティスティーチャー

編集協力

田中喜代次　筑波大学名誉教授
教育学博士
日本介護予防・健康づくり学会会長

Stephen Williams　Noho Pilates studio N.Y. オーナー兼ディレクター
元プロダンサー，振付師．ピラティスを Romana Kryzanowska 氏に師事し，
ピラティスサーティフィケイトを取得．ニューヨークで 25 年にわたりピラ
ティス指導を行う．解剖学者であるアイリーン・ダウド氏に長年師事．

執筆者一覧（執筆順）

Stephen Williams　前掲

五十嵐祐子　元プロダンサー
ピラティスを Romana Kryzanowska 氏に師事し，ピラティスサーティフィ
ケイトを取得．その後，Ron Fletcher, Kathy Grant, Deborah Lessen, Pat
Guyton の各氏にピラティスの指導を受ける．PMA 認定ピラティス・ティー
チャー．Noho Pilates studio N.Y. などで 20 年以上に渡りピラティス指導を
行う．

高田香代子　前掲

田中喜代次　前掲

早川　洋子　東京国際大学人間社会学部人間スポーツ学科教授
博士（医学）
学校法人越生学園武蔵越生高等学校理事

大月　直美　株式会社 THF 健康づくり支援部
修士（体育学）

藤井　啓介　関西医療大学保健医療学部講師
博士（体育科学）

大藏　倫博　筑波大学体育系教授
博士（体育科学）

藤井　悠也　公益財団法人明治安田厚生事業団体力医学研究所研究員
博士（体育科学）

はじめに

　本書は一般成人の健康増進を目的としたピラティスの指導法について，指導者に向けた知見を提供する目的で書籍化したものです．テーマは昨今の生活・社会環境変化が著しい中にあり，指導者が運動者の健康増進のために，ピラティスをどのように提供するかにあります．身体の各部位ごとに機能性の向上に着目した実技編，運動の身体効果や指導法に関する研究論文の情報を主体とした理論編から構成しています．指導者の方々がひと目みて本書の提供する情報をキャッチできるように，各章の内容を4コマ漫画，ポイント，まとめで要約させていただきました．

　実技編のコーディネーターの労を担っていただいた五十嵐祐子先生は，2000年にピラティスを学ぶため，ニューヨークに渡米されました．その頃の日本では，「ピラティス」は限られた一部の人にしか認知されていませんでした．その後，2000年初頭頃から運動施設のプログラムに取り入れられはじめ，米国で指導法を学ばれた指導者の方々が日本に帰国して指導を開始され，また多くの米国ピラティススクールの日本支部が設立されました．これらの実績として，指導者の育成がなされました．指導者が増えたことにより，日本におけるピラティスの普及が進みました．今日ピラティスは，日本人の幅広い層に認知されるに至っているといえるでしょう．

　ジョセフ・H・ピラティス氏がピラティスを指導していた時代から，およそ100年以上の年月が経過しました．この間に私たちを取り巻く生活・社会環境変化は，身体活動量を大幅に低下させてきました．加えて2020年に発生したCOVID-19による世界的パンデミックは，ピラティス実践にも大きな変化をもたらせました．運動者が自宅でオンラインによるピラティス指導を受けることなども，一般的となってきました．これら数々の変化を目の当たりにしてきた指導者の多くが，どのようにすればピラティスが人々の健康増進に貢献できるか，その方法を模索しているように見受けられます．

　実技編を執筆してくれたスティーブン・ウイリアムス氏は，クラシカルピラティスを学び，ジュリアード音楽院で教職の鞭をとる解剖学の大家であるアイリーン・ダウド先生の助手をも務めています．この経歴をみても，いかに彼が優秀なピラティス指導者であるかは明白です．スティーブンはこのパンデミック発生直後から，家にいてもピラティスマシンを用いるのと同様の運動を提供するということに，いち早く取り組んできました．彼はパンデミックが発生した当初の2020年から，クライアントに運動を継続させて健康を維持するというコンセプトのもと，米国人指導者や日本人指導者を対象としたピラティスクラスを毎週行っています．このクラスの内容は，大変素晴らしいものです．現代社会において健康づくりとしてピラティスをどう提供するかについて新たな

インスピレーションを与えてくれるという点で特化したものがあります．スティーブンが
そのクラスを開始した当時，運動を継続させるピラティス指導に関する私の原著論文が
学会誌に採用されたこともあり，スティーブンの素晴らしいアイデアを含めて，日本の
指導者の方々に向けて，形あるものとして残せないかという想いを抱いたことが，本書
のスタートでした．米国と日本という距離，時差の隔たり（特にニューヨークとは昼夜
が真逆です）は，編集作業がそれ相応に大変なものとなりました．しかし，本書に記載
されているスティーブンの考える新たなピラティス指導の視点は，指導者の方々に新た
な健康運動としてのピラティスの可能性を提供できるものと確信しています．

　ピラティスが健康づくり運動として機能し得るかについては，現段階では本書の第
11章で先行研究レビューを執筆いただいた早川洋子先生が述べておられます．「まだわ
からないことも多いものの，様々な恩恵が期待できる」との現状にあります．指導者の
皆様におかれては運動者にピラティス指導を継続的に行い，健康上の様々な恩恵を提供
すべく多様な視点での情報収集が望まれます．そのため本書においてはピラティスの研
究全般についての解説と共に，長年に渡り身体効果の共同研究を行っていただいた田中
喜代次先生，大藏倫博先生にも執筆の労を取っていただきました．

　本書が指導者によって運動者の健康づくりに貢献できる一助となれば大変嬉しく思い
ます．

　本書の制作にあたり，ご多忙の中執筆をくださいました諸先生方，本書の「指導者に
わかりやすい情報提供を行う」というコンセプトを汲み取った4コマ漫画を製作くだ
さった津野敦子様，編集の労を担っていただきました（株）文光堂 中村晴彦氏に深く感
謝申し上げます．

2023年4月

高田香代子

目 次

実技編

Stephen Williams
五十嵐祐子

第1章　足裏の刺激
[感覚の喪失への改善に向ける]　　　　　　　　　　　　　　　　*4*

第2章　肩の理解
[肩関節を安定させる方法の理解]　　　　　　　　　　　　　　　*12*

第3章　頭・首・上背部の鍛え方
[現代生活とコンピュータが引き起こす問題への対応]　　　　　*20*

第4章　骨盤はどこにある？
[健康な骨盤，脊柱とは？]　　　　　　　　　　　　　　　　　*27*

第5章　膝の筋力トレーニング
[大きな圧力がかかる最大の関節]　　　　　　　　　　　　　　*37*

第6章　臀筋を鍛える
[より快適に立ったり歩いたりするために]　　　　　　　　　　*46*

第7章　握力の鍛え方
[手の曲げすぎ（つかみすぎ）の問題と伸筋の強化]　　　　　　*54*

第8章　**対談：実技と理論のコネクション**
［新しいピラティスの潮流］　　　　　　　五十嵐祐子・高田香代子　　*62*

第9章　**運動者を継続させる相互作用と指導への応用**
高田香代子　　*67*

第10章　**健康づくり総論：**
女性の健幸華齢，男性の元気長寿のためのピラティス
田中喜代次　　*80*

第11章　**ピラティスの身体効果**　　　　　　　　　　　早川洋子　　*90*

第12章　**ピラティス研究報告**
1　ピラティス実践による生理学的側面，脳血流量に対する
一過性効果　　　　　　　　　　　　　　　　大月直美　　*106*
2　短時間のピラティス実践が気分に与える一過性効果
藤井啓介・大藏倫博　　*111*
3　短期間のピラティス実践が中高年女性の身体組成および
身体機能に与える影響　　　　　藤井悠也・大藏倫博　　*116*
4　中高年女性への認知機能への効果　　藤井悠也・大藏倫博　　*121*

索　引　　　　　　　　　　　　　　　　　　　　　　　　　　*125*

Stephen Williams
五十嵐祐子（翻訳・コーディネート）

実技編における写真の囲みと矢印のルール

- 囲み内は同列に配置された写真のうち，同一の動作または同一エクササイズを示す．
- 矢印は一連のエクササイズの実施順序を示す．

例 1

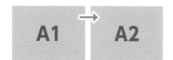

A1 の次に A2 を実施する．

例 2

A と P は同一のものではない．

例 3

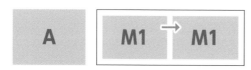

A と（M1，M2）は同一のものではない．M は M1 の次に M2 を実施する．

例 4

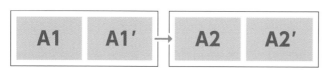

A1 を別角度から撮影したものが A1'．（A2 についても同様）
A1 の次に A2 を実施する．

例 5

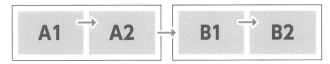

A の動作を行った後，B の動作を行う．

A は A1 の次に A2 という動作を実施する．（B についても同様）

例 6　写真の配置が 2 列にまたがるケース 1

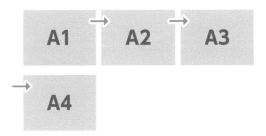

A というエクササイズを A1，A2，A3，A4 の順に実施する．

例 7　写真の配置が 2 列にまたがるケース 2

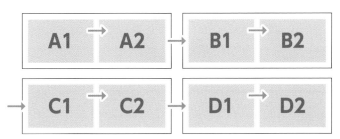

A の動作を行った後，B，C，D を行わないと，一連のエクササイズが完成しない．

各々の動作は 1 から 2 へ実施する．

例 8　写真の配置が 2 列にまたがるケース 3

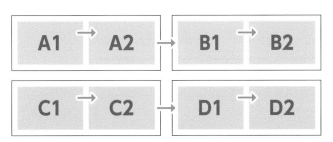

A の動作を行った後 B，C の動作を行った後 D を行う．各々の動作は 1 から 2 へ実施する．

B の動作を行った後，必ずしも C D の動作を行わなくてもエクササイズは完成できる．

第**1**章

足裏の刺激
［感覚の喪失への改善に向ける］

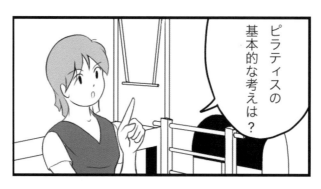

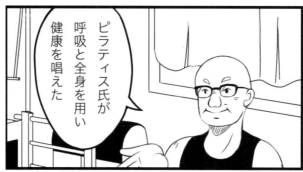

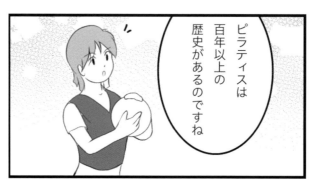

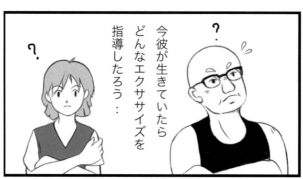

[足のエクササイズを行うにあたってのポイント]

　人間は，脚と胴体を地面に対して垂直に立てた「直立二足歩行」をする唯一の動物であり，足を交互に踏み出して，さまざまな方向に向けて移動を進めます．このとき，重要な役割を果たすのが足裏です．足裏は着地時に最初に衝撃を受ける部位になります．

　日常生活で足裏は，あまり意識をすることがない身体の部分かもしれません．しかしながら起床時から就寝時まで，絶えず私たちの目的遂行に役立ってくれています．

　足裏は重心移動のセンサーともいえます．たとえば，前に歩くときは「踵で着地（体重支持）→小指→親指の方に移動→母趾球で地面をつかみ蹴る」といった「あおり」という動作が繰り返され，足を進めます．これらの動作をゲイト（gait）と呼びます．ゲイトとは歩き方のことで，ゲイトエクササイズは歩き方や姿勢の強化，改善するためのトレーニングの1つです．特にバランスと姿勢に焦点を当て，アライメントを調節して全身の滑らかな運動連鎖をつなげ，持久力を向上させることができます．これらの動きは足裏を支える筋肉，足底筋に支えられ形成されたアーチによってスムーズに行われます．足底筋が衰え，アーチが低下すると足首の柔軟性が下がってしまったり，普段の生活で代償動作が多くなったりと，いろいろな障害を引き起こす原因となります．

　足裏を整えることで，これらの問題が少なからず改善すると共に運動パフォーマンスや日常生活における疲れ，疲労蓄積の軽減を行うことにもつながります．

＞ エクササイズ 1 ドーミング・フィート ─ 足裏にドーム型の アーチを作る

目的

＞足裏関節のアーティキュレーション，足裏のアーチを形成する．

目標

＞足底アーチの小さな内在筋群の強化．

エクササイズシークエンス

　立位か，椅子に座った座位で行います．足裏をできるだけ広く長く広げ，指の股もしっかりと開きつま先を広げます（ヒトデのようなイメージ）．母趾球と小趾球，そして踵の中心の3点で足裏に三脚があると想定して体重を均等に乗せます（**A**）．次に，これらの3点を互いに引き寄せ，足裏に天蓋型を作り，足裏アーチがより床から浮き上がるように足底の中にある小さな筋肉を起動させましょう（**B**）．そして，再び足裏をヒトデのように大きく広げ，動作を繰り返します．5〜10回行います．

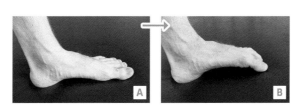

>> エクササイズ 2 外反母趾のためのエクササイズ

目的
> 外反母趾の圧迫を和らげるために親指の位置を調整し直す.

目標
> 母趾外転筋[*1]の強化.

[*1] 母趾外転筋：踵の内側から母趾の内側にかけてアーチ状に広がっている筋肉

::: エクササイズシークエンス

　立位か，椅子，または床に座った座位で行います．両足をそろえて踵を合わせたまま，母趾（親指）を第2趾（人差し指）から遠ざけ外側にゆっくりと開き，親指を横に開く筋肉（母趾外転筋）を鍛えます（**A**）．この動きは日常生活で頻繁に行わないので，時間をかけてゆっくりと気長に鍛えましょう．または片方の母趾の横に指を置き，軽く抵抗を与えながら母趾を指の方に押し広げてみてください．5～10回行います.

　外反母趾で痛みがあるときには，靴を履いたままの状態で行う方法もあります．靴の中で母趾を靴の内側に向かって押し広げてください．この動きは足指が足の中心に向かって引っ張られ，弱くなって緩んだ母趾外転筋を起動し，痛みを緩和できるかもしれません.

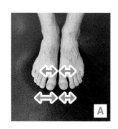

>> エクササイズ 3 ポイント（底屈）／フレックス（背屈）／サークル（底屈－内転－回外－背屈－外転－回内）

目的
> 足首と足裏の可動域を広げる.

目標
> 足底アーチの小さな内在筋群，ふくらはぎ，すねの筋肉，足首の内転/外転筋の強化.

::: エクササイズシークエンス

　エクササイズの開始位は多様です．床または椅子に座位，立位で片足立ち，仰臥位で脚を伸ばしたまま，もしくは膝を曲げて片脚を空中に浮かせた状態で行います.

　足先をポイント（**A**，**B**，底屈）とフレックス（**C**，**D**，背屈）に足首関節から動かします.

　次に，足首を外回し，内回しにサークルを描くように回してみます（**E**～**H**と**I**～**L**）．足首と足のすべての筋肉を収縮し，伸長させます．5～10回行います.

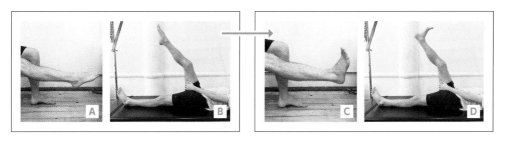

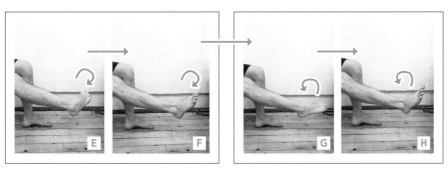

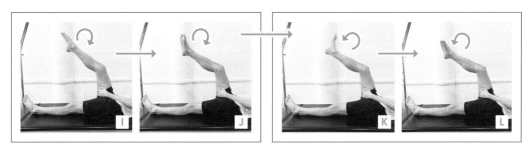

◯▶プログレッション

> [トレーニングの段階を引き
上げる方法] セラバンドを足
裏の中足骨に巻きつけて，
足首のポイント／フレック
ス（M，N），そしてサークル
をしてみましょう（O〜R）．
あらゆる方向に抵抗を与え
て足裏と足首を強化します．

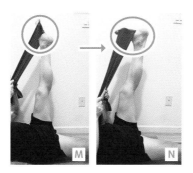

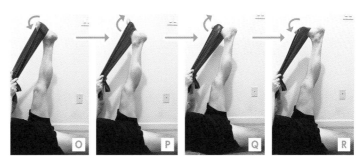

>> エクササイズ 4 タンデム肢位（片足を前に出して立つ）

目的

> バランス，平衡感覚，凹凸のある路面での歩行に備える．

目標

> 足の回内，または回外筋の強化．

:::: エクササイズシークエンス

　背筋を伸ばして立ち，両足を前後に配置し，片足をもう片方の足の真正面に置きます（**A**）．前足の踵と後ろ足のつま先とを接触させた狭い支持面の上に立つ練習です．両足に均等に体重がかかるようにしてください．最長1分間，バランスを保てるようにします．足を入れ替えて，同じように行います（**B**）．複雑な足関節運動を伴った姿勢制御を必要とし，静的バランスを強化します．難しい場合は，つま先と踵の距離を少しずつ離していってください．

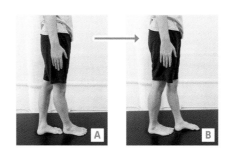

>> エクササイズ 5 目を閉じた片足バランス

目的

> より良いバランスを得るために，足と足首周りのすべての筋肉を強化する．

目標

> 足首，足，脚全体のすべての筋肉の強化．

:::: エクササイズシークエンス

　ドア枠や壁などのバランスを取る手助けになるものの側に立ち，手で軽く触れて指をそっと置き（**A**），片足を床から離して片足バランスを行います（**B**）．そして目を閉じてみましょう（**C**）．目を閉じると足首のふらつきが感じられます．そのふらつきを意識しながらドア枠や壁の反力を用いてバランスを取ります．最終目標は1分間，何も触れずにバランスを保てるようにします．

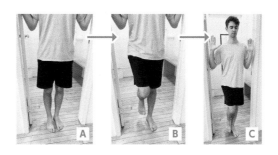

> エクササイズ 6 タオルを使ったシャクトリムシのエクササイズ

目的
> 足裏全体と足首のコーディネーション，足裏の小さな内在筋と足の甲の筋肉の強化

目標
> 足裏と足指の全筋肉の強化.

⋮⋮⋮ エクササイズシークエンス

　片方の足の前にハンドタオルを配置し，つま先をタオルの上に置きます．つま先でタオルをつかんでたぐり寄せたら（**A 〜 D**），今度はつま先でタオルを押し戻します（**E 〜 H**）．

　左右とも 3 〜 5 回行います．

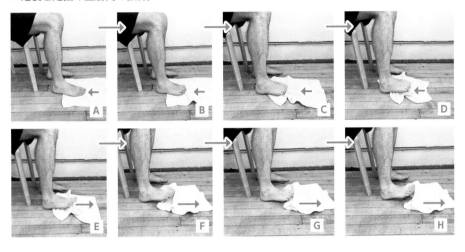

> エクササイズ 7 ヒールレイズ（スモールボール／タオル）

目的
> 足首の安定性を高めるために足首周りの筋肉を強化する.

目標
> ふくらはぎの筋肉，特に腓骨筋を強化し，足首の外側を安定させる.

⋮⋮⋮ エクササイズシークエンス

　小さなボールかハンドタオルを丸めて両踵で挟み，背筋を高くして立ちます（**A**）（バランスが不安定な方は何かにつかまってください）．両踵の内側をボール，またはタオルに押しつけ挟んだまま，床から踵を持ち上げ，下ろします（**B**）．10 回行います．

　ボールやタオルを押しつけることで，足首の外側にある腓骨筋が鍛えられ足首を支えるのを助けます．過去に足首を捻挫したことがある方にお薦めのエクササイズです．

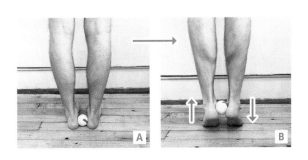

◐▶ プログレッション

> 上記のエクササイズを片足のみの踵の上げ下げを左右交互に行います．両踵の間のボールかタオルは挟んだまま，キープしてください．または，両足でボールかタオルを挟んだまま階段の端などの段差を使い踵の上げ下げを行ってみましょう．より広い可動域で腓骨筋を強化できます（C，D）．

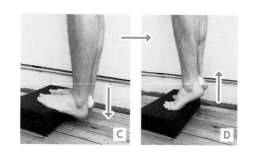

>>> エクササイズ 8 ふくらはぎストレッチ

目的

> ふくらはぎの筋肉と足裏の筋膜をストレッチする．

目標

> 踵骨の足底筋膜付着部，土踏まず，母趾の付け根までストレッチ

::::: エクササイズシークエンス

　壁に両手をついて立ちます．片足を真っすぐ後ろに伸ばし，前足の膝を曲げてふくらはぎのストレッチを行いましょう．後ろに伸ばした足の踵を遠くの床に向けて30秒間押し続けます．腓腹筋のストレッチです（A）．

　次に，後ろに伸ばした足の踵は床に置いたまま，膝をほんの少し曲げて30秒間キープします．ヒラメ筋のストレッチです（B）．

　左右の脚を入れ替えて反対側も行います．

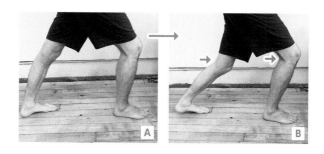

≫≫ エクササイズ 9 足指のアーティキュレーション

目的

> 足と足首のコーディネーション.

目標

> 足裏の小さな内在筋と回内筋・回外筋を強化する.

エクササイズシークエンス

　立位か, 椅子に座った座位で開始します. 足裏をしっかりと床につけてください (**A**). すべての足指を床から浮かせ親指から床に戻し, そのあと各指を順次 1 本ずつ小指まで床につけていきます (**B**). 3 〜 5 回行います.

　次は逆の手順で, 最初は小指から床に戻し始めて, 順次 1 本ずつ親指まで床につけていきます. 各 3 〜 5 回行います.

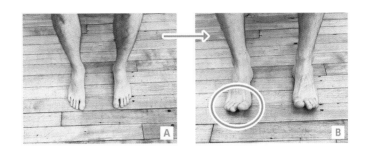

≫ エクササイズ 10 足裏の感覚をリコール

目的

> 加齢と共に足の裏の感覚は鈍くなる. そのため, 優しいセルフマッサージで足裏を刺激したり, 足裏でボールを転がしたり, ブラシのような異なる質感のもので軽くこすったりして刺激を与え, 感覚を触発することが必要.

目標

> 足裏の固有受容器を刺激する.

エクササイズシークエンス

　立位か, 椅子に座った座位で開始します. 小さなボールやローラー (**A 〜 D**), あるいは水の入ったペットボトルなどを置き, 足の裏で優しく転がします.

　または, ブラシなど異なる質感のものを用いてみましょう (**E**). 椅子に座り片足を反対側の膝の上に置き, ブラシなど感触の異なるもので足の裏をこすったり, 軽くタッピングしたりしてさまざまな刺激を与えてみましょう. 1 〜 3 分間行います.

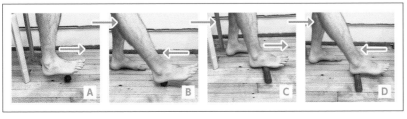
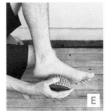

第2章 肩の理解
[肩関節を安定させる方法の理解]

[肩のエクササイズを行うにあたってのポイント]

　肩甲骨が動いているということは，肩甲骨周辺の筋肉を使っていることを意味します．肩甲骨の大きな面と胸郭の大きな表面との動的な接触を維持することが，とても重要です．そのような技術を習得することで手を使って体重を支えたり，腕で重さのあるものを持ち上げたりする能力を最大限にすることができるのです．円滑な運動連鎖を導き出すために，体幹をしっかりと起動させましょう．体幹の安定度を維持することにより肩甲骨を適正に動かし，腕や首にかかる負担を軽減できます．

　また，腕の上部(上腕骨頭)が肩のソケット(関節窩)に適正に収まり，関係性を良好に保つことにより，肩関節の動きの自由度と快適性を最大にすることが可能になります．

≫ エクササイズ 1 アームサークル

目的

> 肩関節の可動域を広げる．

目標

> 肩関節と肩甲帯周辺にあるすべての筋肉を強化する．

プログレッション

> 500 g から 2 kg くらいの軽いハンドウエイトを持って行います．

⠿ エクササイズシークエンス

　真っすぐ伸ばした両腕を床から前方，天井方向へ，そして上から横の側壁方向を通って床までの滑らかで大きなサークルを描くように回します(**A ～ E**)．

　反対回りも行いましょう．各5回行います．腕の動きは必ず視野の範囲にとどめ，身体より後ろに行かないようにすると関節に負担がかかりません．

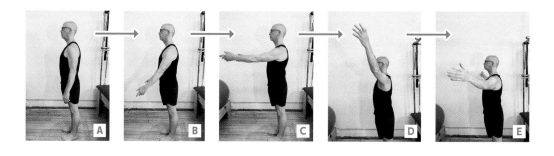

>> エクササイズ 2 肩甲骨の内転（背中を閉じて肩甲骨を寄せる）／外転（背中を開いて肩甲骨を開く）

> 肩周辺を独立して動かす練習.

> 前鋸筋の強化.

◯ プログレッション

> 床に手と膝をついて四つん這いで同じ動作を行いましょう. これは立位, 座位よりも体幹部分をしっかりと起動させるため, 強度は上がりますが肩甲骨は動かしやすくなります. さらにチャレンジをしたい方はプランク位でも行えます.

⣿ エクササイズシークエンス

　このエクササイズは座位, または立位で行います. 肩甲骨全体と肋骨との動的な接触を維持させることにより前鋸筋を起動させ肩周りの強化につながります.

　腕を真っすぐ肩の前に伸ばし（前ならえのような体勢）, 指先を天井方向に向け手首を曲げます. 手のひらを前の空間に押しだすことにより, 上腕骨が前方に動き, 肩甲骨の外転動作（前鋸筋の伸長）を導きます（**A**）. 次に上腕骨を後ろに引き込み肩甲骨の内転動作（前鋸筋の収縮）を行います（**B**）. 5〜10回行います.

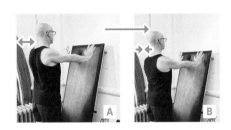

>> エクササイズ 3 プランク

> 肩甲骨を胸郭に密着させながら, 肩関節と肩甲帯の筋肉を強化させる.

> 前鋸筋を中心に身体全体の筋肉, 特に体幹（腹部）の強化.

◯ モディフィケーション

> [目的の達成が難しい場合に姿勢や基本を見直す方法]
> 壁を使ってプランクポジションの練習をしましょう. 身体を床と斜めにしてプランク位を取ります. 肩より少し高い壁の位置に手を置き, 腕は伸ばし, 足は壁から少し離れたところに置きます.

⣿ エクササイズシークエンス

　プランクポジションを1分間キープしてみましょう.

　両手と両膝を床につけた四つん這いの体勢（**A**）から, 片足ずつ後ろに送りプランクポジションを取ります. 真っすぐ伸びた腕と脚で身体のアライメントを維持します. 踵は後ろに送ったまま, 頭頂部は前の空間に伸ばし続けます（**B**）.

　腹筋は背骨に引き込み, 両腕でしっかりと床を押し身体を床から引き離し, 肩甲骨の大きな面と胸郭の大きな表面との接触を維持しましょう.

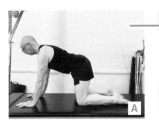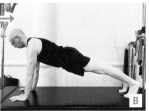

○▶プログレッション

> 床の上でのプランクに脚の
動作を加えます．プランク
位を保ったまま，片足ずつ
床から上げてみましょう
（C）．左右交互に3〜5回
行います．

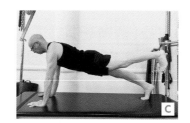

>> エクササイズ 4 フォアアーム・プランク

目的

> 肩関節と肩甲帯を強化する．

目標

> 前鋸筋を中心に身体全体の筋
肉，特に体幹（腹部）の強化．

○▶モディフィケーション

> エクササイズ3のモディ
フィケーションと同様に，
肩甲骨を胸郭に広く密着さ
せたまま前腕を壁につけて
斜めのプランク位を練習し
ます．

○▶プログレッション

> 非常に上級者向けのエクサ
サイズです．フォアアーム
プランクの状態を保持した
まま片手，または片足を床
から離してみましょう．床
に置いた腕側の肩甲骨が胸
郭の上で広い大きな接触を
維持できる場合のみ行って
ください（B）．左右交互に
3回行います．

:::: エクササイズシークエンス

　前腕を床に置いたプランクポジションを1分間キープしてみま
しょう．

　四つん這いの体勢から前腕を床に置き，片足ずつ後ろに送りプ
ランクポジションになります．真っすぐ伸びた腕と脚で身体のア
ライメントを維持します（A）．踵は後ろに送り続け，頭頂部は前
の空間に伸ばし続けます．腹筋は背骨に引き込み，両腕で床を押
し身体を床から引き離し，肩甲骨の大きな面と胸郭の大きな表面
との接触を維持しましょう．

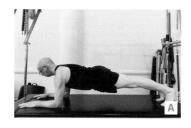

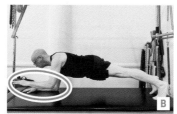

> エクササイズ 5 肩の前後／斜めの滑らせ運動

目的

> 肩甲帯と肩関節を強化する.

目標

> 前鋸筋の起動と強化.

モディフィケーション

> エクササイズ4の前腕プランクを壁で練習しましょう.

エクササイズシークエンス

四つん這いの状態で前腕を床に置きます. 肩甲骨を胸郭に広く密着させ, その肩甲骨の下で肋骨を前後にスライドさせます (A〜C). 3〜5回行います.

次は対角線上に斜め前と斜め後ろにスライドさせます. このとき, 左肩でリードして前に滑らせ, 右坐骨でリードして斜め後ろに滑らせるような感覚で行ってみてください (D, E).

反対は右肩から左坐骨がリードしていきます. 3〜5回行います.

肩甲骨を胸郭の上に大きく乗せたままエクササイズを行いましょう.

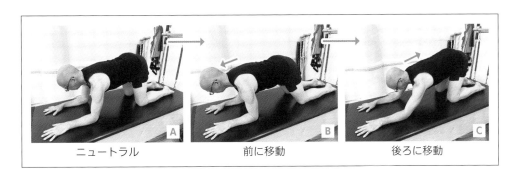

ニュートラル　　　　前に移動　　　　後ろに移動

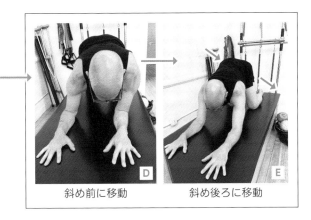

斜め前に移動　　　　斜め後ろに移動

> エクササイズ 6 ローテーターエクササイズ・ウィズ・ウォール

目的

> ローテーターカフ (腱板) 4つの筋肉を強化する.

エクササイズシークエンス

壁の近くに立ち腕を下ろします. 横の壁に向かって腕, 手首, 手の甲を押しつけると棘上筋が等尺性で収縮します (A). 次に,

目標
> 棘下筋，肩甲下筋，小円筋，棘上筋の強化.

肘を直角に曲げ，肩から扉を開くように回しながら手の甲を壁に押しつけると小円筋と棘下筋が収縮します（**B**，外旋）.

　最後に，壁に向かって立ち，胸郭の横で肘を曲げ，壁の内側に手を当て扉を閉めるように手のひらを押すと肩甲下筋が収縮します（**C**，内旋）. 各5 ～ 10回行います.

　上腕骨頭が肩関節に絶えず滑り上がるようにはまり，肩甲骨を下制させすぎないように注意しましょう.

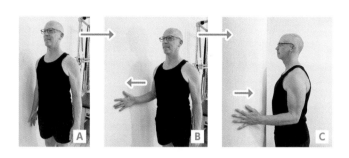

>> エクササイズ 7 肩甲骨の上で胸郭を回転させる

目的
> 肩甲骨を胸郭の上に広く大きく乗せる方法を理解する.

目標
> 前鋸筋をはじめとする肩甲帯と肩関節の筋肉の強化.

◐▶ モディフィケーション
> 片手を床から離し胸骨の前に置き，回転動作を行わないで体勢を保持しましょう. 肩甲骨の位置を維持できるようになったら回転動作を加えましょう.

◐▶ プログレッション
> 脚を伸ばした前腕プランク位で同じことを行ってみましょう.

⠿ エクササイズシークエンス

　床に四つん這いになります. 脊柱は長く保ちましょう（**A**）. 片手を胸骨の前に置き，もう片方の手は床を強く押し続けます（**B**）. 両肩甲骨を背骨側の胸郭の上で大きく広げ，床に置いた腕から胸を天井方面に向けて回転，そして床方面に向けての回転動作を行います. そのとき，床側の上腕骨と肩甲骨の関係は蝶番のように開き，そして戻ります（**C**）. 左右とも3 ～ 5回行います.

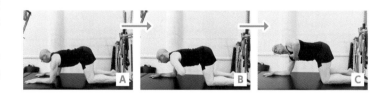

>> エクササイズ 8 ウォール・プランク／ローテーション

目的

> 肩関節と肩甲帯の強化と協調性を高める.

目標

> 肩の筋肉全体の強化.

⋮⋮ エクササイズシークエンス

　壁を使って身体が床から斜め状態のプランク位をとります. 肩より少し高い位置の壁に手を置き, 腕は伸ばし, 足は壁から少し離したところに置きましょう (**A**).

　肩甲骨を背中で広く保ちながら両方の肘を曲げ, 手のちょうど真下に肘が下りるように壁に置きます (**B**). そしてプッシュアップの要領で壁を押し戻して腕を伸ばし, プランク位に戻りましょう. 10回行います.

　次に, 先ほどの肩より少し高い位置の壁に手を置いたプランク位から, 片方の腕を外して胸に置き (**C**), 壁に押している手から離れるように背骨を回転させます. 壁の手は押し続けたままで腕と肩甲骨との関係性を維持し, 床についた足は, 身体の回転動作に伴って床の上で自然に後方に回旋します (**D**). そして回転を解いてプランク位に戻ります.

　最後は伸ばした腕の脇下に滑り込むように身体を内側に回転させてから (**E**), 再びプランク位に戻ります. 左右とも3〜5回行います.

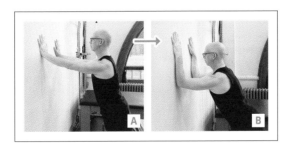

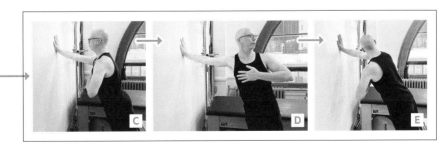

>>> エクササイズ 9 サイド・フォアアーム・プランク

目的
> 上腕骨頭を肩関節内に安定させる.

目標
> 肩甲帯, 肩関節の周辺の全筋肉と腹筋の強化.

◯ モディフィケーション
> 骨盤を上げずにポジション斜めのサイドプランク位をキープしましょう. もしくは壁腕立て伏せや前腕プランクを練習します.

◯ プログレッション
> 骨盤を床から離しサイドプランク位を保持したまま, 天井側の腕を頭の上に伸ばし, 上の脚をコントロールしながら上げたり, 下げたりします.

▦ エクササイズシークエンス

横向きに寝て, 膝を曲げて足を膝よりも後ろに置き腿と股関節を一直線に揃えます (A). 下側の前腕で身体を支え上腕骨を肩関節にはめ, 前腕を床に押しつけて骨盤を床から離し (B), 上腕骨を関節内に維持しながら骨盤を床まで丁寧に下ろします. 左右とも 5 回行います.

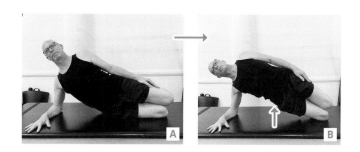

>>> エクササイズ 10 床へのアームプレスとスノーエンジェル

目的
> 肩後部のすべての筋肉を等尺性に強化し, 可動域を広げる.

目標
> ローテーターカフ, 三角筋, 僧帽筋の中部, 菱形筋の強化.

▦ エクササイズシークエンス

両足を伸ばして仰向けに寝ましょう. 両腕を肩から横に真っすぐ伸ばして肘を曲げ, 両手が頭の少し上にくるようにポジションを取ります. 置いた両腕と両手を床に 3 秒かけて押しつけ, そしてリリースします (A). 腕を床に押しつけるとき, 肋骨を天井に突き出さないように注意しましょう.

次に曲げた肘の角度を保ったまま, 床に置いた腕を頭の方に送り (B, 肩甲骨の上方回旋), そして腰の方に動かします (C, 肩甲骨の下方回旋). 胸郭を柔らかく保ち腕を床に押しつけると, 広背筋が広く使え軽くストレッチされます. 各 10 回行います.

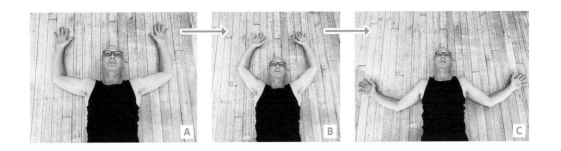

エクササイズ 11 僧帽筋／菱形筋のアイソレーション

目的

> 肩関節のアイソレーション
> （分離性）を理解して肩甲帯
> を強化する.

目標

> 僧帽筋上部，下部，中部と
> 菱形筋の強化.

エクササイズシークエンス

　このエクササイズは座位，または立位でも行えます．真っすぐ伸ばした腕を頭上に上げ，肩を耳まで上げるようにして僧帽筋上部を起動（A，B），そして僧帽筋上部をリラックスさせ肩甲骨を背中の方に引き下げ僧帽筋下部を鍛えます（C，D）.

　次に，腕を横に伸ばして肘を曲げ，手のひらを前に向け，肘を互いに正中線に向かって動かし肩の前で止めます（E，F）. この動作により僧帽筋中部と菱形筋が伸長されます.

　さらに腕を横に開いて肩よりも後ろに送り，肩甲骨を背骨に向かって互いに引き寄せます（G，H）. この動作により僧帽筋中部と菱形筋が収縮します. 各 10 回行います.

　上腕骨頭が安静時に（肩のニュートラル位）どこに位置するかをよく理解するためのエクササイズです.

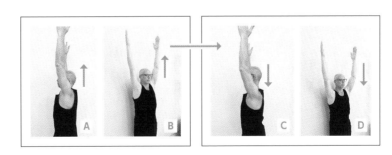

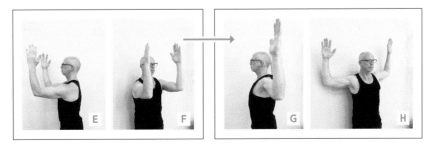

第3章 頭・首・上背部の鍛え方
[現代生活とコンピュータが引き起こす問題への対応]

[首のエクササイズを行うにあたってのポイント]

トレーニングで軽視されている部位を選ぶとしたら，多くの関節系や筋肉群が挙げられます．そして，おそらく首は最も軽視されている部位の1つでしょう．数え切れないほどの体幹トレーニングプログラムでも，アライメントや呼吸法の指示を繰り返し受けますが，首へのアプローチは一度だけではないでしょうか？　また，利便性や効率性が求められる現代社会では，労力をかけずにものごとを実行することが良いとされています．人が労力をかけずに済むようになればなるほど，身体の活動量は少なくなっていきます．デスクワークが中心で日頃から運動習慣のない方は，意識をしない限り身体を使う時間がほとんどないことに気がつくはずです．

首は頭を支え，感覚や運動などの情報を脳から全身に伝える神経を保護しています．しかも重たい頭を支えているためバランスが悪いのです．その上，ほかの背骨の部位に比べると可動性が高いことから，非常にデリケートで外的，内的なストレスの影響を受けやすい部位でもあります．

私たちは，赤ちゃんからの成長過程で，まず首が座り，ハイハイで上肢・体幹を強化し腰が安定することにより，足にも力が入り歩き始めます．まさに，首は身体の進化の中心であるといえます．

私たちは，首に対してもっと意識を置き，この重要な部位を強く，柔軟に保つためにも，毎日のルーティンに首のエクササイズを加えるべきではないでしょうか？　この章では，首を強化するために必要な情報をナビゲートします．

すべてのエクササイズで最も重要なことは背筋を長く伸ばし，その上にある頭を通って，つむじを延長線上に向かって引き上げ続けられる方法を習得することです．

≫ エクササイズ 1 グローイングトール・アウト・トップオブヘッド ─適正な椅子の座り方

目的

> さまざまな動きを通して背骨を整え，その上にある頭部の適正なポジションを常に探し，つむじを引き上げるエクササイズを行うための基本となる座り方の練習．

⠿ エクササイズシークエンス

座面に置いてある坐骨を前後に揺らし骨盤をほんの少し前に傾けると骨盤底筋肉群が起動します．この動きは腰椎のカーブを自然に誘発し骨盤をニュートラルなポジションへと導きます．その腰椎のカーブを通して背筋を引き上げ，頭頂部まで背伸びをしましょう（**A，B**）．

感覚的には後頭部に2つの目があり，その目が真っすぐ後ろを見据えるようにイメージするのはいかがでしょう．頸椎のカーブが導き出され，重い頭を維持しやすくなりませんか？　首を真っ

> 首のニュートラルポジションの維持力を高めるため, 前, 両横, 後側の筋肉を鍛え頭の動きをサポートする.

すぐに伸ばそうとしすぎると筋肉が緊張してしまいます. 頚椎の自然なカーブを保つことが大切です. 日常生活でパソコンを使った作業をする場合は, たまに休憩して背筋を伸ばし頭の位置を縦軸に戻すことがとても重要です. 画面の小さい字を読む行為は目や顔に過度な緊張を与えます.

首の筋肉をリセットして, 頭の位置を探し前後左右のバランスを整えましょう. 1日に3〜5回行います.

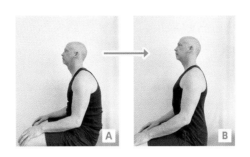

>> エクササイズ 2 ヘッドプレス―セルフレジスタンス

目的

> 後頭部左右両側の筋肉を同時に強化する.

目標

> 首の前側筋肉をリラックスさせながら, 後頚部の筋肉をアイソメトリック[*1]に強化する.

[*1] アイソメトリック収縮：筋肉の長さを変えずに力を発揮させる.

モディフィケーション

> このエクササイズは仰向けでも行うことができます. 床に寝転んで, 後頭部の目を床へ押しつけるようにイメージしながら行うと首のラインを整えやすいかもしれません.

プログレッション

> 頭を両手のひらに押しつけながら首の回転動作を加えます.

∷ エクササイズシークエンス

前述の適正な椅子の座り方を参考に腰かけ, 両手を頭の後ろで組み, 頭を両手のひらに軽く抵抗を与えながら背骨全体とつむじを長く天井方向に向かって伸ばし続けます (**A**).

3つ数えながらキープ, そしてリラックスを1セットで5回行います.

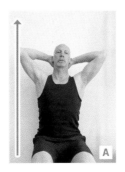

>> エクササイズ ③ ローテート・ヘッドプレス ― セルフレジスタンス

目的

> 頚椎の可動域を広げる．また，頚部側面片側の筋肉をリラックスさせながら反対側の首横の筋肉をアイソメトリックに鍛える．

目標

> 首の後側の筋肉を片方ずつ整える．

◐ モディフィケーション

> このエクササイズは仰向けでも行うことができます．床に寝て頭を片側に回転させます（A）．こめかみを床へ押しつけるようにイメージしながら行うと首のラインを整えやすいかもしれません．

⠿ エクササイズシークエンス

エクササイズ2と同じシークエンスを頭を片側に回転させて行います．両手を頭の後ろで組み，首の長さを保ったまま，頭を回転させ目線は肩先へ．側頭部を手のひらに押しつけます．左右とも3つ数えながらキープし，そしてリラックスを1セットで5回行います．

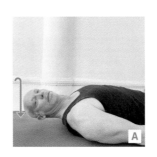

>> エクササイズ ④ ラテラル・サイド・ヘッドプレス ― セルフレジスタンス

目的

> 首の筋肉を鍛え，首のアライメントを整える．

目標

> 首の横の筋肉を鍛える．

◐ モディフィケーション

> 手で抵抗を与えず，ゆっくりと首を横に傾けます．

◐ プログレッション

> 軽く手で頭を押し抵抗を加えつつ，回転動作を加えます（B）．あくまでも軽い抵抗で行ってください．

⠿ エクササイズシークエンス

エクササイズ2と同じシークエンスを行います．背筋を伸ばして正面を見て座り，右手を頭蓋骨の右横（こめかみ）に持っていき，頭を手のひらに押しつけます（A）．

手を当てた側の首横の筋肉が収縮し，反対側の首横の筋肉がリリースされます．左右とも3つ数えながらキープ，そしてリラックスを1セットで5回行います．

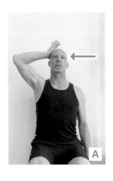 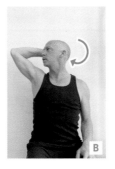

> エクササイズ 5 レンジオブ・モーション ─ 可動域を広げる

目的

>首の可動域をさらに広げる.

目標

>頚椎を動かしながら,首全体の筋肉を長くする.

エクササイズシークエンス

まずはご自身の可動域のチェックを行いましょう.

エクササイズ1のグローイングトール・アウト・トップオブヘッドを参考に背筋を伸ばして椅子に座り,無理のない範囲で右,左に顔を向けます(A,B).顔を正面に戻し,次は丁寧に上,下を向き(C,D),正面へ.最後は頭を右,左に傾け,次に耳を同側の肩の方に持っていきます(E,F).

ここからがエクササイズになります.床にあるご自分の右足小指の先を見るように頭を回転させ斜め下の床を見ます(G).今度は左斜め上の天井を目線で誘導しながら対角線状に頭を回転させ見上げます(H).そして目線で誘導しながら右足小指の床へ頭を戻します.ここまでが1セット.

反対側も同様に行います.左足小指先の床から目線を利用して対角線状に頭を回転させ右斜め上の天井へ,そして再び左足小指の床に戻ります.各5回行います.

注意:常に痛みのない範囲で行ってください.小さな動きでも効果があります.無理に動かさないようにしましょう.

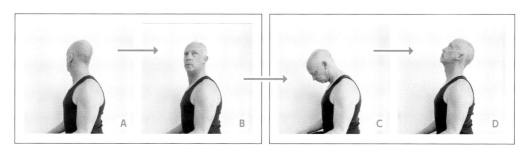

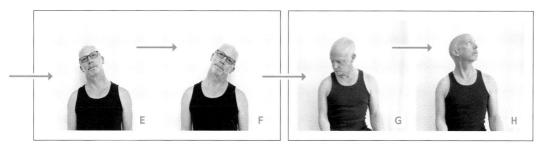

>> エクササイズ 6 **ヘッドプレス・リフト・オン・フロアー**

目的

> 首の筋肉を強くして，頭を適正な状態で背骨の上に乗せることができるようにする．

目標

> 首の前後筋をアイソメトリックに鍛える．

::: **エクササイズシークエンス**

　仰向けに寝て，首と頭の位置を整えましょう．顎が上がってしまう方は小さな枕（タオルで OK）が必要かもしれません．頚椎のカーブを保ちながら後頭部を床に押しつけると首後ろ側の筋肉が起動します（後頚部のアイソメトリック収縮）．

　3 つ数えながらそのままキープ，その感覚を保ったまま頭を床からそっと浮かすと首前側の筋肉が起動します（**A**）（前頚部のアイソメトリック収縮）．そして頭を床に戻します．5 回行います．

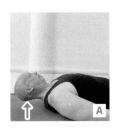

>> エクササイズ 7 **ヘッドプレス・リフトウィズ・ヘッドローテーティッド**

目的

> 首の筋肉を鍛え，頭を適正な状態で背骨の上に乗せることができるようにする．

目標

> 首を回転させたまま前後頚部の筋肉を鍛える．

::: **エクササイズシークエンス**

　仰向けに寝て首と頭の位置を整えましょう．エクササイズ 6 の動作を頭を片側に回転させて行います．床側の頭の側面（こめかみ）を床に押しつけてください．

　3 つ数えながらキープ，その感覚を保ったまま耳を天井へ向けて頭を床かからそっと浮かすと天井側の首の筋肉が起動し，床側の筋肉はリリースされます（**A**）．反対側も行いましょう（**B**）．左右とも 5 回行います．

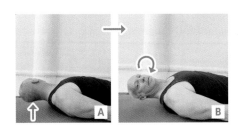

エクササイズ 8 ドローイングフィギュア∞

目的

頚椎の可動性を高める.

目標

頚椎深部の小さな筋肉群を鍛えながら首の可動域を広げる.

エクササイズシークエンス

仰向けに寝て，首と頭の位置を整えましょう．鼻先にペンがあるイメージで，そのペンで天井に∞の字を描きます（A ～ E）.

最初は小さく，徐々に∞の字を大きく広げていきましょう．反対方向も行ってください．各5回行います.

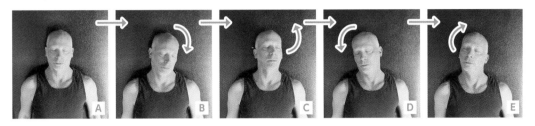

エクササイズ 9 ヘッドリフト・オンストマック・ウィズアウトハンド

目的

後頚部の筋肉を鍛え，頭を適正な位置に保持し続ける力をつける.

目標

首の後ろの筋肉を強化する.

これが難しい場合は，両手を使わずに行います．体の横に手を置き，目線は少し斜め前の床を見ながら頭を床から少し浮かせてキープしてみましょう（B）.

エクササイズシークエンス

うつ伏せに寝ます．床に接している腹筋を引き締めて背骨に引き寄せるようにして骨盤を安定させましょう．両手を頭の後ろに置き，重石のように軽く抵抗を与えつつ顔と胸を床から離し，3つ数えてキープします．後頚部の筋肉を意識して動作を行うと，筋肉がより鍛えられます（A）．5回行います.

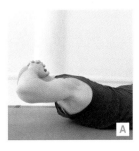
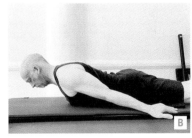

>> エクササイズ 10 ヘッドプレス・リフト・オンストマック・イン ローテーション

目的

> 重力との関係性を変化させ ながら,頚椎の可動域を広 げる.

目標

> 首横の筋肉を使って頭を回 転させる

モディフィケーション

> 椅子に座って左右を見なが ら頭を回転させます.

エクササイズシークエンス

　うつ伏せに寝ます.床に接している腹筋を引き締めて背骨に引き寄せるようにして骨盤を安定させましょう.頭を回転させ,片側のこめかみを床に押しつけ3つ数えながらキープしてリリース,その感覚を保ったまま耳を天井へ向けて頭を床かからそっと浮かしましょう(**A**).そうすると天井側の首の筋肉が起動し,床側の筋肉はリリースされます.左右とも5回行います.

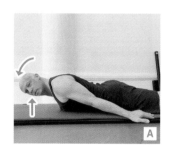

第**4**章

骨盤はどこにある？
［健康な骨盤，脊柱とは？］

［骨盤の位置，形を整えるためのエクササイズのポイント］

　骨盤は1つの大きな塊ではなく，腸骨，恥骨，仙骨，尾骨などのいくつかの骨と，骨盤底筋群，大腰筋，腸骨筋，股関節回りの筋肉，背筋群，腹筋群など，たくさんの筋肉が骨盤の位置，形を支え，「体幹の姿勢を整える」という非常に大切な役割を持っています．また上半身と下半身をつなげる身体の要であり，内臓を支え，守る，貯める，排泄するなどの「生命を維持，機能させるための身体の中心部」という，全身の連鎖運動を統括する大変重要な部位でもあります．

　その骨盤が適正に機能することで身体全体における筋肉の起動が容易になります．たとえば腕や脚が動かしやすくなり，スムーズな歩行，重いものを持ち上げる際に力を入れやすい，立ったり座ったりが楽にできるなど，日常生活がしやすくなります．さらにスポーツ競技におけるパフォーマンスの向上にもつながります．この章では骨盤に連結する上半身，下半身のエクササイズ，および骨盤内の筋肉を整えるエクササイズを行います．

エクササイズ 1 チェアシリーズ
―骨盤のニュートラル位を見つけ腿を上げる

目的

椅子の正しい座り方を学ぶ．

目標

腰椎の筋肉，腹筋，深部の腸腰筋と股関節の屈筋の強化．

エクササイズシークエンス

　両足を腰幅に開き，足裏を床に軽く押しつけ椅子に軽く座ります．左右に骨盤を揺らして坐骨の揺らぎを感じ，左右均等に坐骨の位置を整えます．

　そして骨盤の重心を少し前方に傾け（恥骨を立てるイメージ），骨盤底を起動させ腰椎のカーブを誘発させ，骨盤全体を整えます．腹部を身体の内部に引き寄せてまとめ，頭頂部に向けて背筋を伸ばし，身体の筋肉を調整します（**A**）．

　息を身体の中に深く吸い込みましょう．意識して呼吸することにより，内部の筋肉がより起動し，骨盤を内外から整えます．

　呼吸をするごとに背骨全体が高くなり，腹筋と腰の筋肉で体幹が支えられているのが感じられますか？

　次に，整えられた高い背骨，骨盤を保持したまま（**A**），片方の太腿を椅子から離します．もう片方の足裏は床を軽く押して骨盤の安定を助けます（**B**）．骨盤の中での体重移動が最小限になるように意識してください．左右交互に各5回行います．

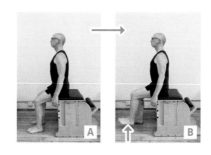

>> エクササイズ 2 チェアシリーズ―座位でのスパインツイスト

目的

> 骨盤をニュートラルに保ち
> ながら，脊柱全体の可動域
> を広げる．

目標

> 脊柱起立筋群，腹斜筋，脊
> 柱に沿って走行する回旋筋
> 群の強化．

::::: エクササイズシークエンス

　エクササイズ1を参照して骨盤のニュートラル位を探します．
背筋を伸ばして座り，背骨の自然なカーブを保ったニュートラル
な状態で，左手を右膝の外側に添え，右手を椅子の背もたれに置
き，胸を右方向に回旋させます．この姿勢を保ったまま，息を吸
いながら背筋をより長く伸ばし，息を吐きながらもう少し回旋さ
せます（A，B）．3回呼吸を繰り返したあと，中心を通り反対側
も行います（C，D）．左右交互に3回行います．

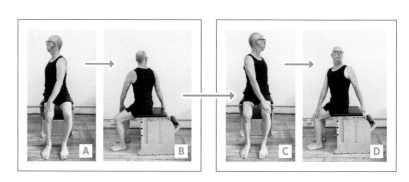

>> エクササイズ 3 チェアシリーズ―ニュートラル位を保持した フラットバック／ツイスト／リーチ

目的

> 重力と筋肉を使って背骨を
> 骨盤から離す（エキセント
> リック収縮）．

目標

> 腹筋と腰の筋肉の強化．

::::: エクササイズシークエンス

　エクササイズ1を参照して骨盤のニュートラル位を探します．
背筋を伸ばして座り，背骨の自然なカーブを保ったニュートラル
な状態で両手を頭の後ろで組みます．腹筋を背骨の前面に引き寄
せ，息を吸いながら背骨を長く，強く保ったまま後方に傾け（A），
息を吐きながら開始時のポジションに背を高くさせて戻ります
（B）．5回行います．

回数を重ねるごとに背骨がより長くなるようなイメージで行います.

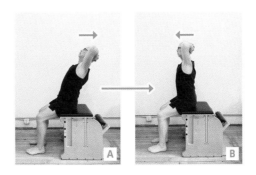

次に, 両手を頭の後ろで組んだまま, 背骨の長さを保ち右に身体を回旋させます. このとき, 骨盤の面は正面に保ちましょう（C）. 息を吸いながら斜め後ろの対角線上に身体を傾け（D）, 背骨の回旋を保ち続け息を吐きながら開始時のポジションに戻ります. 反対側も行いましょう（E, F）. 左右交互に 3 〜 5 回行います.

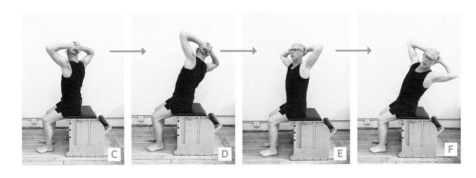

⟳▶プログレッション

> タオルまたはバーを頭の上で持って, 同じエクササイズを行ってみましょう（G, H および K, L）.

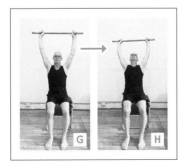

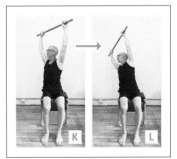

>> エクササイズ 4 **マーチング・イン・プレイス**
─その場で行う前と横のマーチング

| 目的 |
> 骨盤のニュートラル位を保ちながら，股関節の屈曲と回旋運動を行う．

| 目標 |
> 股関節屈曲筋，大腰筋，腸骨筋，股関節の深層外旋筋の強化．

○ モディフィケーション
> バランスが取りにくい方は椅子，壁などの支えを利用して行いましょう．

○ プログレッション
> 上げた脚と同じ側の手を腿に軽く置き，抵抗を与えながら行ってみましょう．もしくは軽いアンクルウエイトを装着して負荷をかけて行います．

▦ エクササイズシークエンス

　足を腰幅のパラレルに置き，背筋を伸ばした立位で開始します．自然な背骨のカーブを保ちながら片方の足を床から離し，膝を胸の方へ引き上げます．骨盤が後ろに倒れないようにしましょう．人によって可動域は違います．自分のニュートラル位が保てる高さまで脚を上げてください．左右交互に5回行います（**A，B**）．

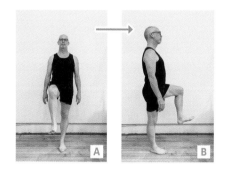

　次に，前に上げた膝を，股関節から腿の骨を骨盤内で回旋させながら横に回します．ニュートラルが保てる範囲内で回した後，足を開始位に下ろします．左右交互に5回行います（**C，D**）．

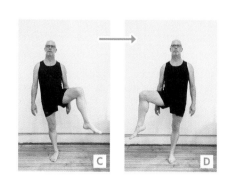

エクササイズ 5 ニュートラル・スパイン ―コンストラクティブ・レストポーズ

カスタマイズした個々の自然なカーブを見つける. カーブが直線的な人（後傾）もいれば, 極端に反った人（前傾）もいる. 個々によってその傾斜は異なることを理解した上で, 自然な腰椎の形状を維持した骨盤のニュートラルポジションの理解を深める.

目標

骨盤に付着しているさまざまなすべての筋肉が, 過不足なく調和が取れているニュートラルの位置であることを確認できるようにする.

エクササイズシークエンス

両足を長く骨盤幅に伸ばし, 仰向けに寝ます. 腰椎や頚椎を床に押しつけないように注意しましょう（A）.

次に膝を90°に曲げて床に置いてみます. このとき, 骨盤についている股関節の屈曲筋群が収縮し骨盤が傾かないように腰椎のカーブを維持する必要があります. 骨盤が後傾しないよう, 意識的に骨盤に体重（重心）を置きます. これが全身の筋肉が過不足なく調和し, 最もニュートラルな安静状態であることを認識しましょう（B）.

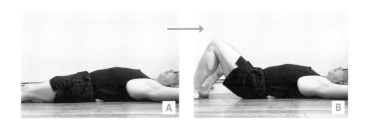

次はコンストラクティブ・レストポーズ（身体構造に適した休息のポーズ）の練習です. 先程の膝を曲げているポジションから開始します. 両膝を少し内側に寄せて（軽い内旋状態）, 膝の内側を互いに立てかけ, 筋肉の起動収縮がない状態を意識的に作ってみます. 両腕は手のひらを上にして横に置くか, 頭の上に置き肘を少し緩めます（緩いバンザイのポーズ）. そして自然な呼吸を行ってください. これは重力に拮抗して働いていた全身の筋肉を休ませ, 身体の緊張をほぐすための休息ポーズです（C, D）. 1分間キープします.

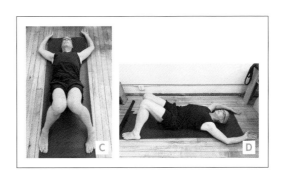

≫ エクササイズ 6 ペルビッククロック

目的

> 焦点を骨盤内に置き，骨盤内の筋肉を起動させ動作を行う練習．骨盤だけを分離させ，あらゆる方向へ向かってアーティキュレーションする方法を学ぶ．

目標

> 骨盤と胸郭の間にあるすべての筋肉．腹筋群，大腰筋，背筋群を強化する．

◑ プログレッション

> 骨盤上の 12 時，3 時，6 時，9 時すべてのポイントをなぞり，円を描いてみましょう．尾骨を上げ，恥骨を臍の 12 時方向に傾け，左のヒップポイントを 3 時方向に傾け，尾骨を下げ 6 時の恥骨を遠くに送り，最後に右のヒップポイントを 9 時方向に傾けてセンターに戻ります．これでひと回りです．各方向 3〜5 周ずつ行います．

⠿ エクササイズシークエンス

エクササイズ 5 を参考にし，仰向けに寝て膝を立ててニュートラル・スパインから開始します．骨盤の上に時計の文字盤があると想定し，臍が 12 時，恥骨が 6 時，骨盤の左側のヒップポイント（anterior superior iliac spine：ASIS）が 3 時，骨盤の右側のヒップポイント（ASIS）が 9 時の位置になるようにイメージしてください．

まず尾骨を上げ，恥骨（6 時）を臍の 12 時に向けて傾けると（骨盤後傾）仙骨と寛骨の間は離れていき，腰椎は伸長されます（**A**）．次に尾骨を床に向けて下ろし，臍（12 時）を長く，恥骨（6 時）を遠くに腰椎のカーブを強くしていくと，仙骨と腰椎の適合性が高くなり腰椎回りの筋肉が収縮します．このとき，腹部の筋肉を起動し続けて腰を反り過ぎないようにしましょう（**B**）．5 回行います．

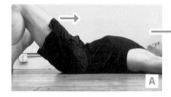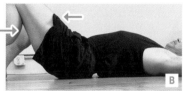

次はシーソー運動です．水平な文字盤のセンターから開始します．3 時と仮定した左のヒップポイント（ASIS）を左側の床に向けて傾けて（**C**）センターに戻り，9 時と仮定した右のヒップポイントを右側の床に向けて傾けて（**D**）センターに戻ります．骨盤を横一直線に動かすシーソーのような動作になります．5 回行います．

骨盤とそれに関連する関節の感覚，そして少しの可動性を引き出します．ペルビッククロックは，丁寧に繊細にイメージを働かせて行ってください．決して大きな動作ではありません．

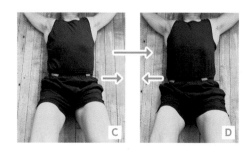

＞ エクササイズ 7 ニーフォールド

目的

＞ 脊柱のニュートラル位を保ちながら骨盤と脚を分離させて動かす練習.

目標

＞ 腹部深層筋と背柱下部筋肉の強化.

⟳ **プログレッション**

＞ 片脚を上げ空中に保ち（C），もう片方の脚も持ち上げ両脚が直角に曲がった「テーブルトップポジション」を作りましょう（D）．そして最初に上げた脚を床に下ろし，次にもう片方の脚を下ろします．腹筋をしっかりと起動させ続け，骨盤を安定させることがポイントです.

▒ エクササイズシークエンス

　仰向けに寝てください．足は骨盤幅に置きパラレルで，膝を曲げたニュートラル・スパインから開始します．腹部を身体の内側に引き寄せ骨盤を安定させ，骨盤のニュートラルも保ちましょう（A．ペルビッククロックで12時と6時が水平な状態）.

　片方の足を羽のように床から浮かし，曲げた膝の角度を保ちつつ胸の方に引き寄せます．膝頭は同側の股関節の真上（直角）に位置するように脚を持ち上げてください（B）．曲げた膝の角度を変えずに骨盤の安定を常に考えながら足を戻し，開始位に戻ります．もう片方の足も行ってみましょう．脚を替えるとき，骨盤がぐらつかないように注意します．股関節前面についている屈筋群を固めずに滑らかに動かすことがポイントです．骨盤の安定性が高まると，脚が羽のように軽く上がるのが感じられます．左右交互に3〜5回行います.

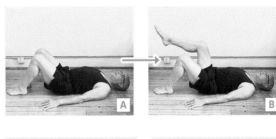

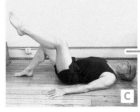
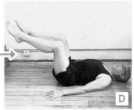

>> エクササイズ 8 ニュートラル・ブリッジング

目的

> 骨盤をニュートラルに保ったまま, 骨盤の上げ下げをする.

目標

> 腹部深層筋群, 脊柱起立筋群, ハムストリングス, 大臀筋の強化.

⁞⁞⁞ エクササイズシークエンス

　足は骨盤幅に置き, 膝を曲げ仰向けに寝ます（**A**）. 足裏で床を押して腿裏のハムストリングスを起動します. 尾てい骨を傾けずに骨盤と背骨のニュートラル位を保ったまま骨盤を床から浮かせます（**B**, **C**）. 腹部でウエストを包み込み, 形状を保持したまま骨盤を床に下ろします. 5回行います.

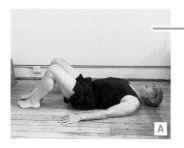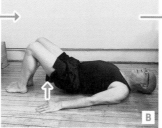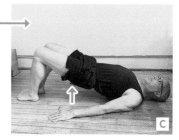

⟳ プログレッション

> ニュートラル位を保ったまま骨盤を床から浮かせます. 片足を床から上げ, 膝を真っすぐに伸ばしてみましょう. そのとき, 骨盤の位置が変わらないように気をつけましょう. 骨盤を水平に保ち, 両足を交互に伸ばします（**D**）. 左右交互に5回行います.

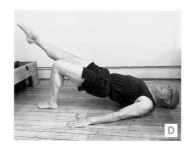

>> エクササイズ 9 プローン・チェストリフト

目的

> 腰椎のカーブを支えるための腰部の筋肉を強化する.

目標

> 腹部深層筋群と背筋群の強化.

⁞⁞⁞ エクササイズシークエンス

　肘を横に曲げ, 手のひらを下にして両手の甲を額の下に置いた, うつ伏せのポジションから開始します（**A**）. 両手の甲が額に触れたまま, 胸と頭を床から離し1分間キープしてみましょう（**B**）.

　肩の力を抜いて, 腹部を床に落とさず, 腹筋で内臓を包み込むように引き締め続けます. 腰の筋肉をより起動させるため, 可能であれば脚は床から持ち上げないようにしてください. そうすることでハムストリングスの過剰な収縮を防ぐことができます.

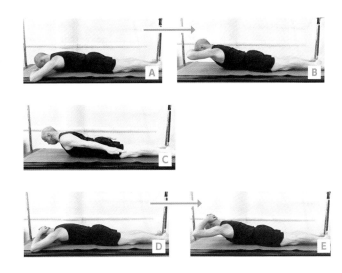

もしも背中の力が不十分で，この姿勢を維持することが困難である場合は，両手を胴体の横に沿わせて置き，胸と頭を床から浮かせます（C）．床から胸を離した状態をできるだけ長く維持するか，床から胸を離す動作を5〜10回行います．

◯▸**プログレッション**

肘を横に曲げ，手のひらを後頭部に置いたうつ伏せのポジションから開始します（D）．頭と胸を床から離すときに，頭が床から離れるのを抑えるように，軽く手のひらで抵抗を加えてみましょう．そうすることで腰背部の筋肉が強く起動します（E）．腹部を床に落とさず腹筋で内臓を包み込むように引き締め続けることで骨盤と腰椎を安定させ骨盤の前傾と腰椎の過伸展を防ぎます．5〜10回行います．

エクササイズ 10 スワン・ウィズ・タオル─手を伸ばしたコブラ

背骨の椎骨を1つずつ動員させアーティキュレーションしようとすることで，脊柱筋のすべてを強化し，可動性を高めていく．

目標

背骨に付着するすべての脊柱起立筋群（頚椎，胸椎，腰椎）の強化，それに関与し拮抗する腹壁の伸展．

エクササイズシークエンス

うつ伏せに寝ます．タオルを頭の上に用意し，腕を頭上に伸ばし両手のひらをタオルの上に置きます（A）．脊柱の伸展を行いますが，頭蓋を床から持ち上げるように，つむじから動作をリードし背骨の椎骨を1つずつ床から剥がしてみましょう．背骨が床から高く持ち上がることで，伸ばした腕がタオルごと，身体の近くに滑り寄ってきます（B）．アーチの頂点で息を深く吸い込み（C），息を吐きながら背骨の椎骨を1つずつ床まで下ろしましょう（D）．5〜8回行います．

○▶モディフィケーション

>前腕を床に置いたスフィン
　クスのポーズを1分間維持
　してみましょう．腹部を床
　に落とさず腹筋で内臓を背
　骨の前面に包み込むように
　引き締め続けることで骨盤
　と腰椎を安定させ，腰背部
　の筋肉を強化します．

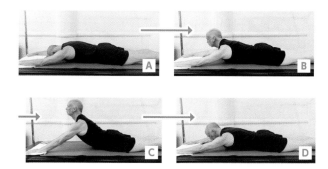

実 技 編

第 **5** 章

膝の筋力トレーニング
［大きな圧力がかかる最大の関節］

［膝のエクササイズを行うにあたってのポイント］

　すべてのエクササイズで最も重要なことは膝関節を支える腿前側の大腿四頭筋と腿裏側のハムストリングスを共同体として一緒に起動し鍛えていくことです．そのためには腹筋と腰の筋肉を使い自然なニュートラル位に骨盤を安定させることがキーポイントとなります．

　また，腿裏側のハムストリングス，内転，外転筋群，臀筋群をバランスよく強化することで骨盤の余分なブレがなくなり，膝関節の安定性が高まります．

エクササイズ 1 ニープレス・イントゥ・タオル

大腿四頭筋とハムストリングスを同時に収縮させる方法を習得する．

目標

大腿四頭筋とハムストリングスを強化し膝関節を安定させ，膝蓋骨のスムーズな滑り運動を誘導できるようにする．

◯▶プログレッション

タオル上の前腿，裏腿の筋肉を共同収縮させた脚を軸足として保ち，もう片方の脚は曲げたり伸ばしたり，ピラティスのレッグサークルなどを行います．

エクササイズシークエンス

　仰向けに寝てハンドタオルを丸めて膝の下に置きます．膝の過伸展を防ぐため，踵は常に床につけているように心がけてください（A）．膝裏はタオルを押し潰し，同時に踵は床に押しつけます．そのとき，膝の前面に力が入り膝蓋骨が腿の方にスライドして上がってくるような感覚があるとさらに良いです（B）．3つ数えながら保持，そしてリラックスが1セット．左右とも10回行います．

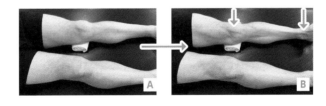

>> エクササイズ 2 ヒールスライド

目的

> 腹筋と腰の筋肉で自然な ニュートラル位に骨盤を保 ちつつ膝関節を伸展・屈曲 し，大腿四頭筋とハムスト リングスを共同収縮させな がら関節に動きを与える．

目標

> 大腿四頭筋とハムストリン グスを強化する．腹筋と腰 の筋肉で骨盤を安定させな がら膝関節を伸展・屈曲さ せ，大腿四頭筋とハムスト リングスを鍛える．

エクササイズシークエンス

　膝を曲げて仰向けに寝ます．片足のつま先を床から上げて足首 を曲げ（フレックス），その踵を床に押しつけます（**A**）．その床か らの反力をなくさないようにしながら前腿（大腿四頭筋）を使って 踵を自分の身体から遠ざけ（**B**），脚を真っすぐに伸ばします（**C**）． そして同様に踵を床に押しつけ反力を感じたまま，腿裏（ハムス トリングス）を使いながら膝を折り畳んで曲げ，はじめのポジ ションまで戻します（**D**）．左右交互に5〜8回行います．

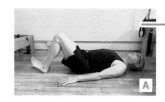 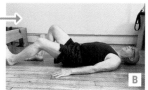

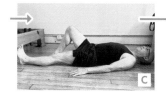 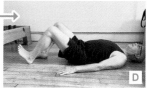

>> エクササイズ 3 ブリッジ・オンチェア

目的

> 腿裏のハムストリングスを 強化し，膝を安定させる．

目標

> ハムストリングスと臀筋群 の強化．

エクササイズシークエンス

　キャスターなしの椅子をご用意ください．仰向けに寝て膝を 90°くらいに曲げ，踵を椅子の上に乗せます．脚はパラレルで 行ってください（**A**）．尾骨から腰と背骨を1つずつ床から離しな がらブリッジ位まで身体を持ち上げます（**B，C**）．戻りも背骨を 1つずつ床に置いて尾骨を床に感じるニュートラル位で終了． 3〜5回行います．

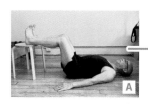 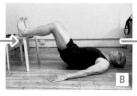 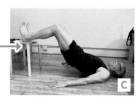

椅子を用いずに床に足を置いて行います.

○▶プログレッション

片脚を空中に持ち上げてキープしたまま,椅子に置いた片脚を軸にブリッジを行いましょう.もう片方の脚は空中で保持します(D).左右とも3〜5回行います.

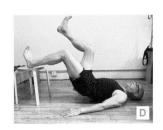

エクササイズ 4 ブリッジ・ウィズプッシュ／プル

エクササイズシークエンス

目的

膝関節の安定筋群を強化する.

目標

ハムストリングス,大腿四頭筋,臀筋群を起動させ強化する.

モディフィケーション

斜め一直線のブリッジを床から上げたり下げたりして,まずは基になる体幹を鍛えます.

○▶プログレッション

片脚を空中に持ち上げてキープしたまま片脚ブリッジを行ってみましょう.
もしくはブリッジ位を保持したまま片脚ずつのニーホールドを行います.その際,骨盤があまり傾かないように気をつけましょう.左右交互に5〜10回行います.

背骨をニュートラルにして膝を曲げ,足裏で床を押し,腰を浮かせ,肩,腰,膝が斜め一直線のブリッジ位になります(A,B).足裏の感覚を使い前後(つま先方向 C,踵方向に D)に押したり引いたりします.つま先方向に押すことで大腿四頭筋を,踵方向に引くことでハムストリングスを鍛えます.3〜5回行います.

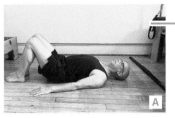
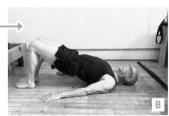
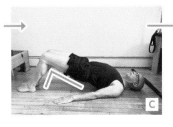
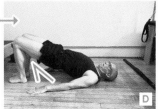

>> エクササイズ 5 シングルレッグリフト／サークル

目的

> 脚のすべての筋肉を強化.

目標

> 大腿四頭筋，大腰筋を含む股関節屈筋群の強化.

◐ プログレッション

> アンクルウエイトを足首に巻いて行ってみましょう.

░ エクササイズシークエンス

脚を真っすぐに伸ばし仰向けに寝ます．大腿四頭筋を収縮させますが，膝頭は床に押さず，股関節方向に引き上げるように大腿四頭筋を短く起動します（**A**）．筋肉が起動したままの強い脚を真っすぐ天井に向かって上げ（大腿四頭筋の収縮を維持したまま），床に向かって下ろします（**B**）．左右とも 5 〜 10 回行います.

次に脚を天井に向けて持ち上げてキープし，股関節から脚を回します（シングルレッグサークル）．骨盤の安定性を保つため，軸足となる反対側の脚を床に押しつけるようにしましょう（**C** 〜 **E**）．左右とも 5 〜 10 回行います.

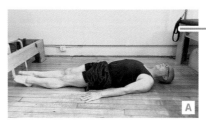
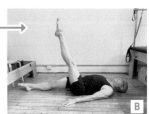

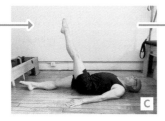
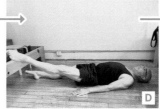
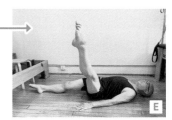

> エクササイズ 6 スタンディング・レッグエクササイズ―アイソメトリックな共同収縮

目的

> 大腿四頭筋とハムストリングスを同時に収縮させながら，背骨を高く保ち立つことを学ぶ.

目標

> 大腿四頭筋とハムストリングスの強化.

░ エクササイズシークエンス

膝を真っすぐ伸ばしたまま（過伸展にならないようにしましょう），大腿四頭筋を起動させ膝蓋骨を股関節方面に向かって等尺性に引き上げます（**A**，**B**）．裏側のハムストリングスも同時に坐骨方向に引き上げるようなイメージを持ちます．はじめは感覚がつかみにくいかもしれません．繰り返して行ううちに前後の筋肉の同時収縮が感じられるようになります．3 〜 5 回行います.

膝の内側が前に回り込んでくるような意識を持って行うと関節

の過伸展を防げます.

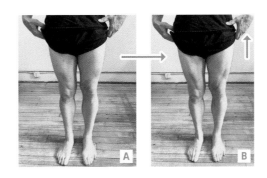

エクササイズ **7** **ウォールスクワット**

狙い

大腿四頭筋をさまざまな長さで鍛える.

目標

大腿四頭筋, 臀筋群, ハムストリングスの強化.

エクササイズシークエンス

背骨をニュートラルにして壁に寄りかかります. 骨盤を後傾させず腰椎のカーブを壁から浮かせましょう. 足裏は壁から離して立ち, しゃがんだときに両膝が直角になるようにします.

両膝が直角になるように膝を曲げスクワット位になり, 1分間その体勢を保持します(A).

足裏全体を床に押すときは前に滑らせるような感覚で行い, 床からの反力を用いるとハムストリングス, 大腿四頭筋が起動しやすくなり, より筋肉を強化できます. 10回行います.

また, 背中と壁の間に大きなボールを置き, 身体でボールを上下に押し, 転がしながら膝を伸ばしたり曲げたりしてスクワットを行ってみましょう.

別の方法としてドア枠の内側に立ちドアフレームを持って(B), 腰を後ろに落とすようなイメージで後ろにしゃがむと, 大腿四頭筋, ハムストリングス, そして臀筋群が起動したスクワットになります(C).

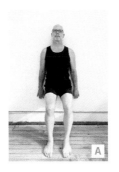
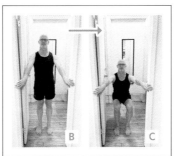

>> エクササイズ 8 スクワットウォーク

> 歩きながら脚力を強化する.

> 大腿四頭筋と臀筋群の強化.

> エクササイズ7のウォール
スクワット. 大腿四頭筋と
ハムストリングスの共同収
縮を習得しましょう.

> セラバンドを太腿に巻いて
横に出した脚に抵抗を加え
てみましょう.

::: エクササイズシークエンス

　足は腰幅でパラレルの立位からエクササイズを開始します. そして膝を曲げ腰の低いスクワット位になります. 膝は前に出さず, 踵の上にできるだけ乗せるようにしましょう (**A**).

　胸を前に張り, 低い姿勢のまま片足を横へ踏み出し (**B**), 脚を開き体重を乗せて腰幅に戻ります (**C**). そして反対の足も同様に横に踏み出して (**D**) 戻します. 右, 左へ各5回繰り返すことを1セットとして, 2〜3セット行います.

　スクワットの姿勢を保持し続け, 大腿四頭筋とハムストリングスを継続的に収縮させることが大切です. ハムストリングスを収縮させながら, 足を横に押し出す動作で大臀筋が強化されます.

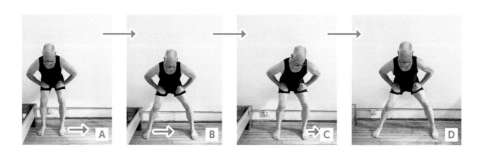

>> エクササイズ 9 スタンディング・ヒールレイズ／トウ・リフト

> 膝関節につながる下肢の筋肉を強くする.

> 腓腹筋, ヒラメ筋, 前脛骨筋の強化.

::: エクササイズシークエンス

　アライメントを重視したい方は椅子の背, キッチンカウンター, 壁を使って行いましょう. バランスを強化したい方は何も支えを用いずに行うことも可能です.

　下肢後面の強化方法は膝を伸ばしたまま両足の踵を上げ, 床から離します (**A**). そして上がった踵を床まで丁寧に下ろします (**B**). 次に踵を床につけたまま, つま先を床から上げ (**C**), そして下ろします. 脛の前面にある筋肉を鍛えます. 10回行います.

プログレッション

> 階段の端や本の上につま先を置き，膝を伸ばしたまま踵を上げて，下ろします．水平を越えて踵を下ろす動作により，ふくらはぎの筋肉がエキセントリックに収縮します．

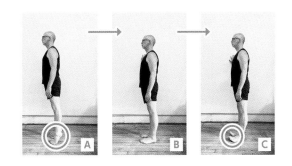

>> エクササイズ 10 サイドレッグキック—フロント／バック

目的

> 骨盤と腕でバランスを取り，大腿四頭筋とハムストリングスのアイソメトリック収縮[*1]を保ちつつ身体のほかの部位とつなげながら，脚を動かす.

[*1] アイソメトリック収縮：関節運動を伴わない「静的」な状態での筋収縮.

目標

> 脚の筋肉，腹筋，大腰筋，腰部の筋肉の強化.

プログレッション

> アンクルウエイトを足首に巻いて行ってみましょう.

エクササイズシークエンス

側臥位になり脚を伸ばして，架空の床に立つよう想像して身体を一直線にします．

下側のウエストを床から引き上げ斜筋を起動させ，上の脚を骨盤の高さまで上げて振り子のように前方（**A**），後方にキックします（**B**）．このとき，背骨のラインを崩さないように心がけることがとても重要です．脚だけが前後に動くようなイメージでエクササイズを行いましょう．背骨からのエネルギーを頭頂部から放出し続けることもバランスを保つのに有効です．そのために下のウエストを床から引き上げ続け腹筋と腕で身体をサポートし，バランスを取ります．左右とも 5 〜 10 回行います．

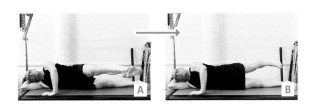

>> エクササイズ 11 ローランジーフロントレッグ・エクステンディング／ベンディング

> バランスを保ちながら，片脚ずつ広いスタンスで大腿四頭筋を鍛える.

目標

> 大腿四頭筋の強化.

◖▶モディフィケーション

> エクササイズ7のウォールスクワットで大腿四頭筋とハムストリングスの共同収縮を習得しましょう.

◖▶プログレッション

> 何もつかまらず，両手を頭の後ろで組んで行ったり，手は身体の横でハンドウエイトを持ったりしてバランス強化に挑戦してみましょう.

▦ エクササイズシークエンス

　脚を骨盤幅に開き片足を踏み出しランジのポジションを取ります．前脚は膝を曲げて足首（踵）の上に乗せ，後脚はできるだけ膝を伸ばした状態で大きく踵に踏み込みます（**A**）．曲げた前脚を真っすぐに伸ばしましょう（**B**）．再び膝を曲げてランジポジションに戻りましょう（**C**）．左右交互に5〜8回行います.

　必要であれば，壁，椅子の背などを持ちバランスを取ってください．膝を伸ばすときは膝頭を引き上げ，大腿四頭筋を集中的に収縮させ膝関節を過伸展しないように注意してください．ゆっくりしたテンポで行い，膝を真っすぐにしたり，曲げたりするときに膝頭がぐらつかないように筋肉を使ってサポートすることを心がけましょう.

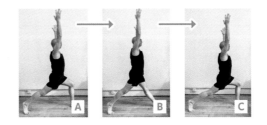

>> エクササイズ 12 ストレッチ―ハムストリングス／カーフ

目的

> ハムストリングスとふくらはぎの筋肉をしなやかに伸展させる.

目標

> 脚後側の筋肉であるハムストリングスとふくらはぎの強化.

▦ エクササイズシークエンス

　ストラップやバスタオルを片方の足の裏や太腿の裏側に巻きつけ，脚を天井に向かって伸ばします．骨盤はニュートラル位を保ちましょう．つま先を自分の顔の方に曲げて，足首は背屈位にすると，ふくらはぎの筋肉が伸長されます（**A**，**B**）．30秒〜1分間保持します.

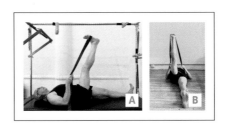

◯ モティフィケーション

▷ 片足をスツールの上に乗せ
足首を背屈します．背中を
丸めずに背骨を前に倒すと
ハムストリングスとふくら
はぎが伸びます．

◯▶ プログレッション

▷ タオルやストラップに巻い
た脚を横に開脚していくと
内側広筋が伸び（C, D），正
中線を越えて反対側の脚の
方に身体の上をクロスして
行うと外側広筋が伸長され
ます（E, F）．
もう片方の脚も同様に行い
ましょう．

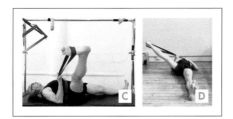

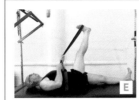

エクササイズ 13 **階段—2段ずつ**

膝関節と股関節の回りの筋
肉を強化し，膝関節を正しい
アライメントで健康に保つ．

目標

脚と股関節のすべての筋肉
を，広い可動域で鍛える．
各脚 5 〜 10 回行う．

階段は 1 段から始め，強く
なってきたら 2 段上りに
チャレンジしてください．

エクササイズシークエンス

　階段を 2 段ずつ上り，股関節と膝関節周辺の筋肉を鍛えましょ
う．また，膝関節のアライメントも良くなります．階段を上ると
きは，しっかりと足の裏に真っすぐ立ち，膝がつま先より前に出
ないように注意してください．また，膝回りの筋肉を起動させグ
ラグラしないようにしましょう（A 〜 C）．

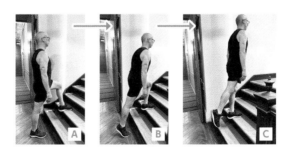

第6章

臀筋を鍛える
［より快適に立ったり歩いたりするために］

[臀部強化のためのエクササイズを行うにあたってのポイント]

　人体解剖学の基礎的な理解をいちから積み上げていくと，臀筋群にたどりつきます．これまでの章で，足と足首そして脚のエクササイズを行ってきました．股関節と臀部の関係は複雑な筋肉構造をしています．年齢を重ねても腰と臀筋を健康に保つことは，身体の安定性を高めるだけでなく，晩年に股関節を骨折するような精神的，感情的な影響を避けることにもつながります．骨盤は上半身と下半身をつなぐだけでなく，安定性を高め，体重を支えるために設計されています．臀筋は，股関節を動かし抗重力筋[*1]として作用し，骨盤を安定させる役割を担っています．この章では脚，臀部，そして上半身とをつなぐ体幹のエクササイズを行います．

[*1]抗重力筋：立っているときに重力に負けないように対抗して働く筋肉．この抗重力筋が弱くなると，姿勢が重力に負けて崩れることになる．

>> エクササイズ **1** 手を使わずに椅子から立ち上がる／座る

目的

> 手のサポートなしに立ち上がり動作，座り直し動作を行う．バランス感覚を養う．

目標

> 臀筋，大腰筋と脚全体の強化．

エクササイズシークエンス

　私たちは普段の生活で座ったり，立ち上がったりを断続的に繰り返しています．これらの動作を無理なく行うためには強い臀筋の支えがとても重要になり，立ち上がり動作，座り直し動作を行うときに手のサポートなしで行えると日常生活が快適になります．

　臀筋は立ち上がるときにコンセントリック（筋肉が縮みながら収縮し，力を発揮する状態）に働き，ゆっくりと座るときにはエキセントリック（筋肉が伸びながら収縮し，力を発揮する状態）に働きます．

　車輪のない安定した椅子を用意してください．腰幅に足を広げ，両足を平行にして座ります（**A**）．お辞儀をするように背骨を前に倒し膝はできるだけ前に倒さず，踵の上に乗せたまま（**B**），つむじを高く立ち上がります（**C**）．その後，ゆっくりとお辞儀をするように背骨を前に倒し，椅子に座ります．5〜10回行います．

　足首から膝までの下肢をできるだけ動かさないようにするのがポイントです．

　チャレンジしたい方は，両手を頭上に伸ばして行ってください．ポールやタオルを用いたり，あるいは何も持たずに両腕を頭の上に伸ばして行います．

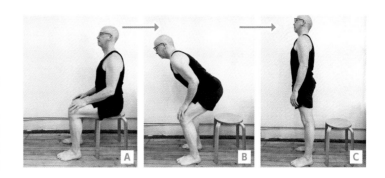

> テーブルの前の椅子に座り，テーブルの上に手を置いて，立ち上がるときに腕の反力を使って立位になります．同じ要領でテーブルに置いた腕の支えを使いながら腰を下ろします．強くなってきたら，腕を使う回数を減らしていきましょう．

◯▶プログレッション

> 片足を浮かせ，片方の足で慎重に立ち上がり／座り直しにチャレンジしてみましょう．テーブルの上に手を置いて腕の反力を借りて行うこともできます．脚をしっかりと踏み締め，筋肉を起動し，膝がグラグラとふらつかないように注意してください．左右とも 3 〜 5 回行います．

> エクササイズ 2 **臀筋に焦点を置いたブリッジ運動 —アーティキュレーション**

エクササイズシークエンス

目的

> 身体を床から持ち上げる動作を行い，後背部，脚の後ろ側の筋肉を起動させ股関節を伸展させる．

目標

> 臀筋群，ハムストリングス，腹筋，背筋の強化．

◯▶モディフィケーション

> 足を床に押しつけ，腹部を背骨に引き寄せ，ニュートラルな背骨を保ったまま骨盤を床から少し浮かせてみましょう．

　足裏を床につけて膝を曲げ，仰向けに寝ます．腰椎は少し床から浮いたニュートラルポジションからエクササイズを開始しましょう（A）．まず腹部の筋肉を内臓の裏に位置する背骨の前面に引き寄せます（B）．そして尾骨から背骨を 1 つずつ床から剥がすようなイメージで床から持ち上げ（C），膝，骨盤，肩が斜め一直線のブリッジポジションになります（D）．そして，再び背骨を 1 つずつ床に置き，床の上のニュートラルポジションに戻ります．3 〜 5 回行います．

　筋肉を効率良く起動させるためには，呼吸法も重要なポイントです．ブリッジで上がるときは息を吐き，ブリッジの一番高いところで腹筋を保ったまま息を吸いますが，胸を反らしすぎないように注意し，息を吐きながら身体を下ろしニュートラルポジションに戻りましょう．

○▶ **プログレッション**

> 片足を浮かせ，片方の脚で
> ブリッジをしてみましょう．
> もしくは両脚でブリッジの
> 形になり，骨盤が宙に浮い
> た状態で片足ずつ床から上
> げてみましょう（ニーホー
> ルド）．左右交互に3回行
> います．

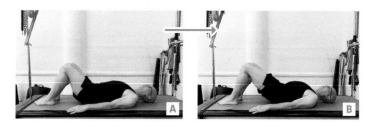

>> **エクササイズ 3 スクワット**
　　　—スタンディング／アゲインスト・ウォール

――― 目的 ―――

> 大臀筋の筋肉の長さを最短か
> ら最長に変化させ強化する．

――― 目標 ―――

> 大臀筋の強化．

○ **モディフィケーション**

> 壁を背にして立ってくださ
> い．足を2歩分前に壁から
> 離して置き，壁につけた背
> 骨はニュートラルを保った
> ままスクワットを行いま
> しょう．膝がつま先よりも
> 前に出ないように留意して
> ください（B，C）．

○▶ **プログレッション**

> ウエイトを使用します．両
> 手にハンドウエイト，また
> は家にあるもの（参考：水の
> ボトル，缶詰など）を持ち，
> 負荷をかけて行い，臀筋の
> さらなる強化を行います．

::::: **エクササイズシークエンス**

　足を肩幅よりも広く大きく開いて，股関節は少しターンアウト
して立ちます．膝と股関節を曲げスクワットをしましょう．尾骨
を少し後ろに落とし背骨のニュートラルを保ちながらエクササイ
ズを行います（**A**）．膝を曲げたとき，膝頭が踵よりも前に出ない
ようにして行うと股関節の外旋筋群が，より起動します．そして
ターンアウトを保ったまま腿を引き上げながら膝を伸ばし，開始
位に戻りましょう．5〜10回行います．

　常に股関節のターンアウトを心掛けながら行うことがポイント
です．無理に股関節を開かず，痛みのない範囲でフォームを維持
しながら，できる限り低く腰を落としていきます．膝がつま先よ
り前に出ないように留意してください．

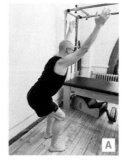

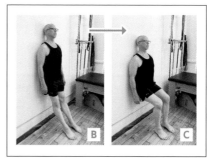

エクササイズ 4　オール・フォー・オポジットアーム／レッグリフト

1本の腕／脚でバランスを取りながら，反対側の腕／脚を持ち上げる．

目標

大臀筋と肩の安定筋，そして腹部と背部の強化．

モディフィケーション

両腕は床につけたまま，脚のみを片方ずつ伸ばします．

プログレッション

片腕，片脚を伸ばしてバランスを保った（C）後，天井方向に背骨を丸めながら肘と膝を近づけます（D）．そして腕と脚を空間に伸ばしながら背骨を真っすぐに戻します．

エクササイズシークエンス

　四つん這いになります．肩の下に手を置き，股関節の下に膝を置きます（A）．片方の腕を肩のラインに合わせて前の空間に上げ，逆側の脚を腰のラインに合わせて後ろの空間に上げます．上げた腕から脚のラインが一直線のつながりになるように伸ばしましょう（B）．空中で脚を保つことにより，大臀筋が短く収縮し続けて強化されます．左右交互に3〜5回行います．

　腕や脚を上げ下げするとき，肩や骨盤をなるべく動かさないようにしましょう．

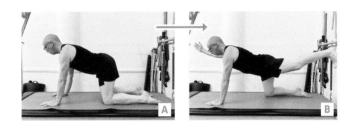

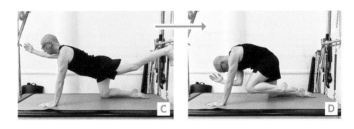

エクササイズ 5　四つん這いで行う膝の屈曲と伸展

目的

大臀筋の長さを最短から最長に変化させ強化する．

目標

大臀筋，肩の安定筋，腹筋と背筋の強化．

エクササイズシークエンス

　四つん這いからエクササイズを開始します（A）．片足の膝を曲げたまま床から浮かせます．その足を後方に送り股関節を進展させ，足裏で天井を押すように大臀筋を収縮させましょう（B）．

　次は背骨を丸めながらその足の膝を胸に引き寄せ，大臀筋を伸長させます（C）．左右とも5回行います．

　腰椎の過伸展を防ぐために，足裏で天井を押す動作のときに腹部のコネクションを常に保ち，腰が床に落ちないように気をつけてください．

◯ モディフィケーション

> 曲げた膝を後方に送り股関
節を伸展させ，足裏で天井
を押すようにして大臀筋の
収縮に焦点を当て，小さな
上下の動作を繰り返しま
しょう．

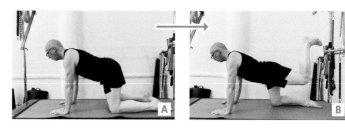

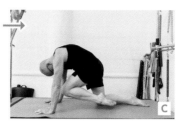

>> エクササイズ 6 スタンディング ―サイドレッグ・スウィングアウト／サイド

目的

> 中臀筋と小臀筋を共同して
使い，強力な股関節の外転
作用を導き出す．

目標

> 中臀筋と小臀筋の強化．

◯ プログレッション

> 足首にアンクルウエイトを
つけ，負荷を加えます．

⠿ エクササイズシークエンス

　背を高く保ち両足で立ちます（**A**）．軸足でバランスを取りなが
ら，片方の脚を真横に振ります（**B**）．その際，身体の前にスウィ
ングするのではなく，股関節の伸展を保ちながら行うようにする
のがポイントです．足が身体の正面にきてしまうと，股関節屈曲
筋群が起動してしまいます．スムーズな歩行に必要な外転筋群を
鍛えましょう．左右とも5回行います．

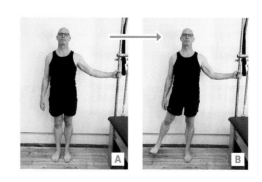

＞ エクササイズ 7 サイドレッグキック―リフト／ロウワー

目的

> 体幹を側臥位で保ち，中臀
> 筋と小臀筋を強化する．

目標

> 臀筋と小臀筋を強化する．

⟳プログレッション

> 足首にアンクルウエイトを
> つけ，負荷を加えます．

エクササイズシークエンス

　立位で行ったエクササイズ 6 を側臥位で行います．床に横向き
に寝た状態で，下側のウエストを床から軽く浮かせ左右の骨盤を
並べます（**A**）．

　上の脚を骨盤から腰幅を保ち真っすぐ伸ばし，上げる／下げる
を繰り返します（**B**）．足を横に上げ下げをする際に股関節の伸展
を保ちながら脚を上げることがポイントです．足が身体の正面に
きてしまうと，ターゲットとなる中臀筋，小臀筋ではなく股関節
屈曲筋群が優位に働いてしまいます．スムーズな歩行に必要な外
転筋群を鍛えましょう．左右とも 10 回行います．

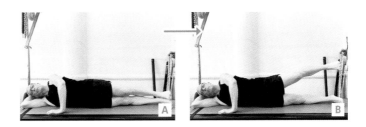

＞ エクササイズ 8 サイドレッグキック―フロント／バック

目的

> 体幹を保ちながら脚を前後
> にスウィングし中臀筋，小
> 臀筋はもとより腹筋，背筋，
> 腰筋，股関節の屈筋，大臀
> 筋を強化する．

目標

> 中臀筋，小臀筋，腹筋，背
> 筋下部，股関節屈筋，大臀
> 筋の強化．

⟳プログレッション

> 足首にアンクルウエイトを
> つけ，負荷を加えます．

エクササイズシークエンス

　床に横向きに寝た状態で，下側のウエストを床から軽く浮かせ
左右の骨盤を並べます．

　上の脚を骨盤から腰幅を保ち真っすぐ伸ばし，前後の空間に向
かってスウィングします（**A，B**）．腹部，腰部の筋肉で下半身を，
上の手を床に置いて身体を支えることで上半身を安定させ体幹を
強く保ち，骨盤のアライメントが崩れないようにバランスを取り
ましょう．左右とも 10 回行います．

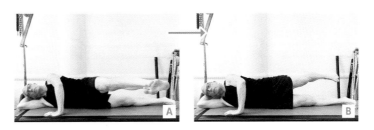

>> エクササイズ 9 うつ伏せのスイミング—バタ足

目的
> うつ伏せで骨盤を安定させ、脚の裏側と大臀筋を鍛える.

目標
> 大臀筋とハムストリングス、背中の下部筋肉の強化.

◐ モディフィケーション
> 骨盤の安定を心掛けながら片足ずつ床から離し、必要なすべての筋肉を少しずつ鍛えていきましょう.

エクササイズシークエンス

　両手を額の下に置き、床に腹這いになります. 胸を床から少し浮かせることで背部の筋肉が起動します(**A**). 両足を床から上げて速めのバタ足をしてみましょう(**B**). 骨盤が脚の動きにつられて左右にグラグラしないように、腹部の筋肉をしっかりと起動させ続けて骨盤の安定を心掛けます. 10回を3セット行います.

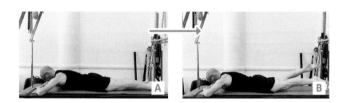

>> エクササイズ 10 リバース・テーブルトップ

目的
> 身体を床から持ち上げて股関節を伸展させながら、大臀筋を鍛え上げる.

目標
> 大臀筋の強化.

◐ モディフィケーション
> 椅子に座り両手を座面に置きます. 両足を前に出し、座面に置いた手で身体を支え(**B**)、足裏で床を押して骨盤を椅子から天井方向に持ち上げます(**C**). 椅子から腰を持ち上げることで大臀筋が起動します.

エクササイズシークエンス

　膝を曲げて床に座ります. 両手を後部に回して骨盤の後ろに置きましょう. 手で床を押して骨盤を床から持ち上げて、背骨が天井と並行したテーブル状になるように、できるだけ高く床から離し、上で2秒キープ(**A**). 3〜5回行います.

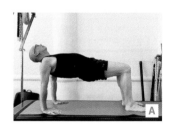

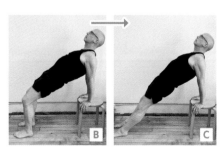

○▶ プログレッション

▷ 床で行うリバース・テーブ
ルトップのポジションを保
持して片脚ずつ脚を上げて
みましょう．または長座か
らエクササイズを行いリバー
スプランク位になり（D），
片脚ずつ脚を上げてみま
しょう（E）．左右交互に 3 〜
5 回行います．

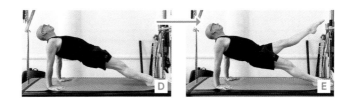

第7章 握力の鍛え方
［手の曲げすぎ(つかみすぎ)の問題と伸筋の強化］

[手のエクササイズを行うにあたってのポイント]

　手首，および手指は日常生活で絶え間なく使われるだけなく，スポーツのあらゆるスキルにおいても重要な役割を果たしています．ものを持つ，つかむ，持ったものをあらゆる方向に運び置く，転倒時には身体を支えるといった役割もあります．

　手指は小さな骨と関節で形成され，非常に繊細で複雑な構造をしています．そのため手の筋肉や関節は，大きな可動域と精巧な優れた機能を有していてさまざまな力が最適な形で分散されて動きます．この構造のおかげで物を強く（軽く）握ったり，持ち上げたり，引っ掛けたり，挟んだり，押したり，触ったり，細い糸を小さな針の穴に通したりと，日常生活での重要な役割を担っています．また，いろいろな動作でコミュニケーションを取る道具にもなり，私たちの人生に役立ってくれています．

　指の使い方が機能的に行われると肩や肩甲骨の可動性が出やすく，首や肩にかかる余分な負荷が減ります．また，手や指には繊細な知覚があり，さまざまな情報を脳との間でやり取りをして，脳からの指令により無意識に目的と行動に合わせて機能します．右手と左手は，それぞれ反対側の脳で制御されていて，通常は片方の手が細かい動きや複雑な動きをするのに適している（利き手）といわれています．

　私たちの手は，毎日多くのことを経験し有害なものに触れることも少なくありません．そのため最終的には手のケガや関節の消耗による不具合，痛みが生じがちです．特に前腕，肩，首，背中は手を動かすときに連動して起動するので，これらの部位が動かないと手指にも負荷がかかることになります．手指についている小さな筋肉（内在筋）をしなやかに保つために，手のエクササイズは非常に大切です．朝起きたとき，テレビを観ながら，電車の中で，お風呂に浸かりながらなど，隙間時間で行ってみましょう．両手を擦り合わせて手のひらを温めてから行うと安全です．

≫ エクササイズ 1 机上で行う前腕の回内／回外

目的

≫前腕は上腕を回転させることなく回内，回外[*1]できることを理解する．

目標

≫前腕の回内筋と回外筋の強化．

[*1] 手のひらや前腕が下を向いているのが回内，手のひらや前腕が上を向いているのが回外．

∷∷ エクササイズシークエンス

　机に向かって椅子に座り，両手の小指側と前腕を机上に置きます（A）．手指を広げて手のひらを机に押しつけると同時に，前腕の親指側を机に向かって回転させます（B）．この動きは手の回内筋と屈筋を鍛えます．押しつける／リリースする，という動作を5〜10回行います．

　次に前腕を回転させ，手のひらを天井に向けて指先を机に向かって押しつけます（C）．この動きは前腕の回外筋と伸筋を鍛えます．押しつける／リリースする，という動作を5〜10回行います．

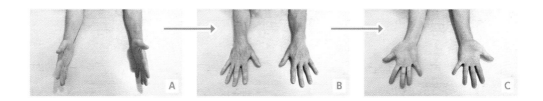

> エクササイズ 2 手のひらを組んで前腕の回内／回外

> 前腕の可動性をよくする.

> 前腕の回内 / 回外筋の強化.

■■ エクササイズシークエンス

　立位か座位で行います. 胸の前で手を組み両肘を互いにつけたまま, 組んだ手を右左に回旋させます(**A ～ C**). そして手を組み替えて同じように回旋させます(**D**). この動作は回内 / 回外筋の強化やストレッチをするだけではなく, 橈骨と尺骨間にある骨間膜(結合組織)を動かすことができます. 10 回行います.

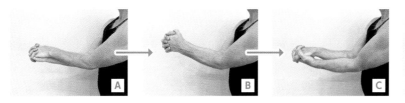 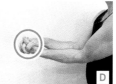

> エクササイズ 3 パームプレス―祈りのポーズ

> 指を伸展させながら, 指の屈筋を強化する.

> 指の屈筋と肩甲下筋[*2]の強化.
*2 ローテーターカフの内旋筋.

■■ エクササイズシークエンス

　立位か座位で行います. 胸の前で指を大きく広げて両手のひらを合わせます(**A**). 手のひら同士を押し合うと同時に, それぞれの指同士も互いに押し合います(**B**). 3 秒くらい押したら離し, 再び押し合います. 10 回行います.

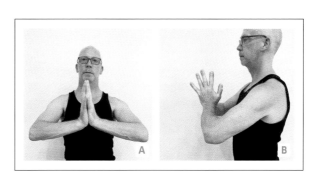

>> エクササイズ 4 **全部の指をハサミのように開き，ペンチのように握る**

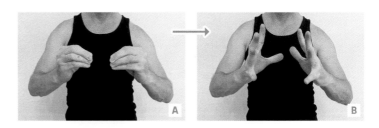

目的

> 指の関節すべてを動かす.

目標

> 指の屈筋と伸筋の強化.

◐▶プログレッション

> 輪ゴムを親指から小指までの外側にかけ，小鳥のくちばしのように親指に向かって指を集め（**C**），次に輪ゴムを伸ばしながら指を大きく広げます（**D**）.

エクササイズシークエンス

　立位か座位で行います．指を小鳥のくちばしのように親指に向かって集めて，指先を3秒間強く押し合います（**A**）．そして指を離し，さらに手の甲側にある伸筋を使い，さらに手の股を伸ばすように大きく開き，3秒間キープします（**B**）．5〜10回行います.

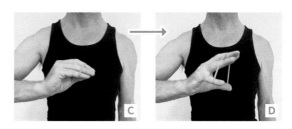

>> エクササイズ 5 **腕を横に広げたまま手首の曲げ伸ばし**

目的

> 手首の可動域を広げて強化する.

目標

> 手首と手の伸筋／屈筋の強化.

*³ 手首の屈曲とは，手首を曲げる動作であり，掌屈と呼称される．手首の伸展とは，手首を反らせる動作であり，背屈と呼称される.

◐ モディフィケーション

> 腕を肩の高さまで上げずに，エクササイズを行いましょう．腕を身体の横にそわせて下ろしたまま手首の屈曲と伸展を行います.

エクササイズシークエンス

　立位か座位で行います．両方の手を肩の高さで横の壁に向かって左右に伸ばした状態で指先を天井の方に曲げ（**A**, 伸展／背屈），手首を床の方に曲げます（**B**, 屈曲／掌屈）*³. 30秒〜1分間，繰り返します.

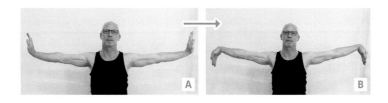

> エクササイズ 6 **中型のボール（直径6～7cmのテニスボールくらいの大きさ）を握る／または自分の手を握る**

目的

大きなものをつかむための手指の屈筋を強くする.

目標

手首／指の屈筋の強化.

エクササイズシークエンス

　片手のひらでボール，またはもう片方の手のこぶしのまわり（ボールがない場合）に置きます．手のひらにあるアーチ（くぼみ）にボールがすっぽり入るように握ってみましょう（A，B）．すべての指をボール，こぶしのまわりに強く押しつけてギューッと握っていきます（C，D）．鳥が止まり木をつかむようなイメージでボールや手の回りのすべての指の関節をつかむような感覚です．指先だけではなく，指のすべての関節を押すようにしてください．そして指を1本1本押してみましょう．5回行います．

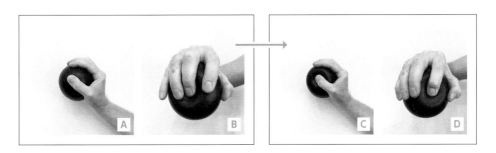

> エクササイズ 7 **指を寄せたり，離したりする**

目的

指同士を寄せたり，離したりして手のコーディネーションを調整する.

目標

虫様筋の強化. 手指の虫様筋は，日常生活ではものを指先でつまんだり，指を伸ばしたまま付け根だけを曲げるなどの動作に貢献する筋肉であり，足の指にも同じような働きがある.

エクササイズシークエンス

　肘を身体の前で曲げ，手のひらを前に向けた状態で親指から小指までのすべての指を寄せ（A），そして指の股を開くように大きく広げます（B）．虫様筋を収縮し，伸展します．5～10回行います．

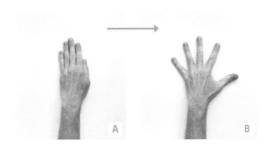

>>> エクササイズ 8 水のボトル，または軽いダンベルを用いた手首の エクササイズ①

目的

> 手首の伸筋をエキセントリック収縮させ，筋力の維持を図る．

目標

> 手首と指のすべての伸筋群の強化．

モディフィケーション

> オモリを持たないで行います．

プログレッション

> 負荷を上げていきましょう．1.5kgまでの重さで行ってください．

エクササイズシークエンス

　机の上に手のひらが下を向くように前腕を（肘から手首まで）を置き，水のボトルや軽いダンベルをしっかりと持ちます．オモリ（ボトルやダンベル）を持った手は机の支えがない状態になります（**A**）．手首を屈曲させたところから開始します（**B**）．手首，前腕をしっかりと使って，オモリを持った手を机の高さより上に上げる（**C**，伸展），下に下げる（**D ～ G** 屈曲）を繰り返します．上に上げるときは，手の拳が天井を向いたまま，下に下げるときはボトル，ダンベルの重さを感じながらゆっくりと丁寧に下げていきます．オモリ持った手を机より下に下げるとき，手首の伸展筋群がエキセントリック収縮になります．各10回行います．

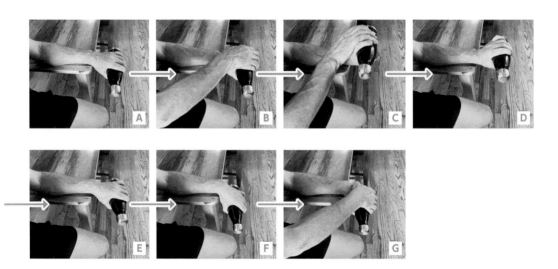

エクササイズ 9 水のボトル，または軽いダンベルを用いた手首の
エクササイズ② ―手首の内転／外転筋群の強化

目的

手首の内／外転筋群[*4]を強化し可動域を広げる.

目標

手首の内転（尺屈）と外転（橈屈）に関与する筋肉を強化する.

[*4] 手首の内転とは，手首を小指方向に倒す動きであり，尺屈と呼称される.手首の外転とは，手首を親指方向に倒す動きであり，橈屈と呼称される.

オモリを持たないで行いましょう.

◯▶プログレッション

負荷を上げていきましょう.1.5kgまでの重さで行ってください.

エクササイズシークエンス

親指側を上にして，机の上に前腕，つまり肘から手首までを置き，水のボトルや軽いダンベルをしっかりと持ちます.オモリ（ボトルやダンベル）を持った手は机の支えがない状態になります（A）.手首・前腕を使ってゆっくり手首を床方向の小指側に曲げ（B，尺屈），そして天井方向の親指側に戻します（C，橈屈）.各10回行います.

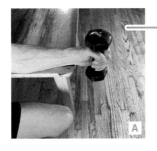 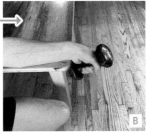

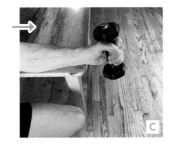

>> エクササイズ 10 水のボトル，または軽いダンベルを用いた手首の
エクササイズ③ ― 手首の回内／回外筋群の強化

目的

> 前腕の回内 / 回外筋群を強化し，可動域を広げる.

目標

> 手首の回内 / 回外筋群[*5] の強化，および橈骨と尺骨の間の結合組織である骨間膜の可動性を促す.

[*5] 手首の回内は，手のひらを下に向ける動きのこと. 手首の回外とは手のひらを上に向ける動きのこと.

モディフィケーション

> オモリを持たないで行いましょう.

プログレッション

> 負荷を上げていきましょう. 1.5 kg までの重さで行ってください.

エクササイズシークエンス

　机の上に手のひらが下を向くように前腕を（肘から手首まで）を置き，水のボトルや軽いダンベルをしっかりと持ちます. オモリ（ボトルやダンベル）を持った手は机の支えがない状態になります. 手首を真っすぐにしたところからエクササイズを開始します（A）. 手首と前腕を使ってゆっくりと手首を天井方向に回して（B，回外），そして床方向にコントロールしながら回して戻します（C，回内）. 5 〜 10 回行います.

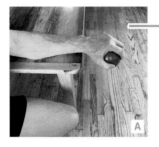
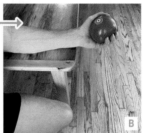
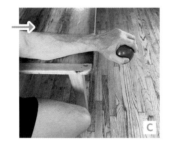

理論編

第 8 章

対談：実技と理論のコネクション
［新しいピラティスの潮流］

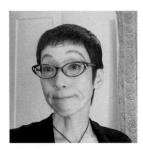

五十嵐祐子
（本書 1 〜 7 章翻訳）

×

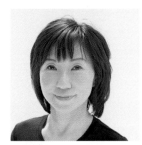

高田香代子
（本書編著者）

　本書で実技パートの翻訳とコーディネーションを担当いただいた五十嵐祐子先生（以下，祐子先生）は，私，高田とは旧知の間柄です．日本で「ピラティス」がまったく知られていない 2000 年のある日「ピラティスという文字が夢に出てきた」といって，ともにディレクターとして働いていたスポーツクラブを辞め，単身で渡米してしまいました．祐子先生は，米国ニューヨークで複数のマスターティーチャーからピラティスを学び，現在*もニューヨークでピラティス指導をされています．米国では 2000 年前後にピラティスブームが起こり，広く一般に認知されたといわれています．ピラティスは米国での発展をベースに，全世界に広がりました．日本では新型コロナウイルスパンデミック（以下，パンデミック）後の社会情勢の影響も受けてピラティスブームが起こり，一般への認知が広がっているともいわれています．米国との違い，米国でのパンデミック前後の変化などを通じて日本におけるピラティスの方向性，そしてインストラクターが目指す方向性などについて，祐子先生にお話を伺いました．

＊本対談は，2022 年 1 月に実施しました．

>> 1 自分の頭で考えたい米国人，正解がほしい日本人

高田　　　米国人ピラティスインストラクターと日本人ピラティスインストラクターを比較して，どのような点が違うと思われますか？

祐子先生　日本人というのは，島国という限られた環境の中で良い，悪いとされる基準にもとづいて生活をしています．真面目な気質でもあるし．日本人は人に正解を教えてほしいタイプなのではないかと感じています．先日行われた私の師事するジュリアー

ド音楽院のアイリーン・ダウド先生のワークショップは，本当に素晴らしいと思いました．しかしこれが日本人にわかってもらえるか？　ということに大きな疑問をもちました．

高田　アイリーン先生のワークショップは，どのような内容なのですか？

祐子先生　アイリーン先生のワークショップというのは，エクササイズだけ投げて，参加者自身が身体と脳で戦略をつくることを大切にしているのです．

2 動きに良い，悪いはない

高田　参加者自身が戦略をつくる，ということは，つまり米国人に比べると，日本人は自律性という点に弱点があるということになりますかね．こういった日本人の特徴は，日本でのピラティス指導にも影響していると感じられていますか？

祐子先生　日本で行われているピラティスというのは「身体は解剖学では，ここにこういう筋肉がついていて，この動きにはこの筋肉が使われて当たり前です．はい，ではこの筋肉が使われるようにしましょう」というのが主流だと感じます．先程のアイリーン先生のワークショップの例を続けます．アイリーン先生についてはご存じの方も多いと思いますが，米国における解剖学の第一人者です．しかしアイリーン先生はそういったもの，つまりこの動きを正しく行うためにはどこの筋肉を使って，みたいな考えをすべてとっぱらっているのです．生きていればいいじゃない，動けばいいじゃない，痛みがなければいいじゃない，できるところでやっていけばいい，全部を鍛えましょう．大切でないところは何もないのですよ．全部を鍛えていけばそれらが協働して支えあって強い身体が作れますよ，なぜなら動きに対して良い，悪いはないという彼女の考えがあるからです．その枠組みとしてエクササイズをくれたわけなのです．

高田　具体的な例では，どのようになりますか？

祐子先生　ちょっとね，高田先生．立っているところから座る，という動作をしてみてください．

高田　（立っているところから，手を前に出してバランスを取って，手をつかず床に座る）

祐子先生　今の高田先生みたいに，ある人は手を前に出してバランスを取って座るかもしれない．でも私は必ず右手をついて座る．これはもう私の中でそういうシステムができてしまっているわけなのですよ．各々が小さいときから繰り返してきたなら，もうそれは変えることはできない．これを1日に数十回繰り返していたらそれなりの筋力トレーニングにはなってしまっている．

高田　うわっ，本当ですね．座り方が，私と祐子先生はまったく違っている．

祐子先生　私みたいに小さいときから，右手をついて床に座ることを繰り返してきた人に対して，たまには左手を使って座ってみましょう．そうすることで背骨っていうのはすべての手脚，骨盤についているから，そういうことをすることによって自然にほぐれていきますよ，ということ．別の例でいえば，立っていて片脚ずつ膝を持ち上げ

る動作について，人によっては腹筋を使う，ある人は腸腰筋を使う，それはその人が生きている上での戦略であって，変えることもできないし，良い悪いではない．そういうことを日本人インストラクターの方々が理解して指導されると，日本のピラティスもまた新たに発展できるのではないかと思っています．

>>> 3 もうパンデミック以前には戻ることはない

高田　アイリーン先生のワークショップは，パンデミックの影響によってオンラインで実施するために，受講者主体の形を取られているのでしょうか？

祐子先生　米国のピラティススタジオは，ほぼ1年間閉鎖していました．現在は徐々に対面レッスンも行っていますが，まだ以前のレベルには戻っていません．自宅でレッスンが受けられるなら，それが便利で良いという人も沢山います．オンライン指導については，日本より米国の方が，盛んに行われているように見えます．

高田　一度経験したオンラインワークショップの便利さを，とても良いと感じている人たちも多いし，社会環境の影響もあるでしょうね．

祐子先生　米国では，今後のワークショップはオンラインが中心になると予想されています．そうなったときを考えて，アイリーン先生は1つの筋肉にフォーカスするのではなく，概要を投げかけて考えてみましょう，という形態に変えていったのです．

高田　ピラティスのレッスンでは，仰向け状態のエクササイズが多いです．通常スタジオで対面で行っている場合には指導は難しくなくても，オンラインレッスンで受講者の方に仰向けになっていただくと，画面が確認できないため，簡単に上手くいくものではありません．そのため，オンラインレッスンでは対面とは違う工夫が必要になりますね．同様にワークショップでもそれなりの工夫が必要ということですね．

>>> 4 生活の変化，パンデミック，多様な環境はピラティス開発時とまったく違うもの

高田　パンデミックの影響ということ以外で，現代のピラティス指導で大事だと考えられている点について教えてください．

祐子先生　パンデミックの影響のほかにも，考えなくてはいけないことがあります．パンデミックの影響もあるし，現代生活の影響もあり，人々の生活が，各々かなり多様になっています．ピラティスのシステム指導に頼るだけで，各人の身体がどうにかできるのか？　という点については，真摯に考える必要があると思います．私はいつも，どうしたらこの人の体が変わるかなあと悩んでいますが，各々の生活が違う中で1つのシステムで教えているだけではどうにもならない部分があるのではないかと感じています．

高田　確かに，そうですね．私はクラシカルピラティスの潮流を汲む団体の教育トレーナーをしていますが，1つのシステム，オーダーで現代人すべてを網羅するというより，各個人のニーズに着眼する必要性が大きくなってきていると感じています．

祐子先生　そしてもう1つ考えなくてはいけないのが，ピラティスさんがピラティスを開発したときから150年近く時間が経過しているということです．世の中は，パンデミックの影響による自粛生活で，より健康づくりの必要性が高まっています．特にピラティスができることでいうなら，各々違う身体の人たちの機能性をどうやって維持，向上させるのかは重要な課題ではないでしょうか．

高田　各々違う身体のすべての人に最適な運動を提供する，というのは本当に難しいことですよね．常々，トライアンドエラーの繰り返しで，運動者と二人三脚でいくしかない，と感じます．

祐子先生　そうなんです．しかし，そこにも日本人の正解がほしい特徴が邪魔をすることがあるように感じます．例えば，難しい症状をもったクライアントについて，どういうエクササイズをすれば良いのでしょうか，と質問を受けることがあります．訴訟社会である米国での生活が長い私にとっては，何かあったときインストラクターに責任を押しつけられるのではないかとヒヤっとします．主治医と話したり，そういった症状に対する勉強やリサーチが十分でないなら，受け入れられないのではないかと思うのです．日本人は，もしかしたらわかっているかもしれませんが，正解がほしいように見受けられ心配になることがあります．

高田　自分の力で調べて議論できるくらいに勉強して，私はこう思うがどう思うか，というようなディスカッションができるくらいだと，先生への質問も有意義になりますね．

祐子先生　これは，変なピラティスのキャッチコピーを信じすぎている弊害かもしれません．だから，私は人の身体を変えるのはピラティスではなく，あなたたちなのですよと何回もいっているのです．しかし，ピラティスって素晴らしいです，みたいになってしまうのは残念でなりません．私たちにできることは何でしょう．使っていない筋肉を使ってあげて，身体全体をつくってあげればこの身体が真っすぐになるかもしれませんね．それこそが私たちのやることではないかと．

5 インストラクターが自律して戦略を構築する

高田　自分たちの頭で自律して考えて，クライアントさんと向かい合うには，どのような視点をもったら良いでしょうか？

祐子先生　まず，人の身体は皆違うということを常に意識してほしいです．アイリーン先生がすごいなと思うのは，こういうエクササイズを行いましょう，といってやります．その後にスティーブン先生が，僕ここ，すごい使ったよ！　という．そうするとアイリーン先生は interesting（興味深いわ！）というのです．結局人の身体は違うのですよね．プランクをやるのでも腕が弱い人は腕をものすごく感じるかもしれない

し，腹筋が弱い人はすごく腹筋を使うかもしれないし，人によって違いますよ．だから正解はないのです．

高田 　人が動機づけられるためには，「できる」といった自己効力感が大切です．インストラクターが指導に意欲をもつためには，自分の判断にも自己効力感がもてることが大切かと，私は考えていますが，いかがでしょうか？

祐子先生 　それはそうですね．あとは，ただただピラティスが好きというのではなく，トータルでものが見えるということも重要かと思います．

高田 　パンデミックの影響で，健康に対するニーズはより高まってきて，日本でもピラティスブームといわれるこの頃です．失敗をしたくない，「できる」指導者でいたいということから，ついつい1つの正解を求めやすい日本人の傾向を理解して，幅広い視点をもつために本書が役立てることがあれば大変嬉しく思います．さまざまな客観的視点での提言をお聞かせいただき，ありがとうございました．

第9章 運動者を継続させる相互作用と指導への応用

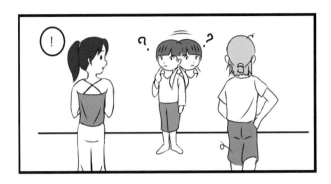

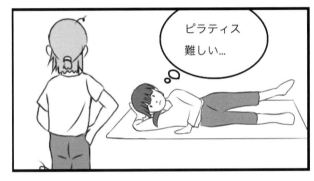

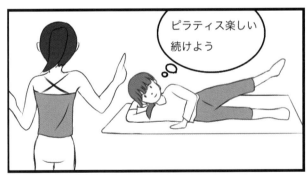

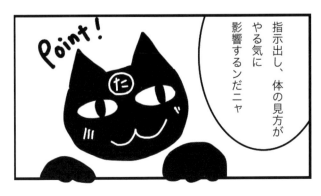

[レッスン参加者を継続させて，レッスン数を増加させよう]
インストラクターにとってレッスン数の増減は，所得をも左右しかねない重要課題です．この章ではレッスン数を増やす確実な方法として，運動を継続させる身体の見方，キュー（指示出し）のヒントについて説明します．運動の継続の社会的意義についても理解しましょう．

>> 1 どうしたらレッスン数を増やせるか―運動継続の重要性

　運動者を継続させることが，レッスン数の増加に影響します．

　インストラクターを仕事としている人で，レッスンを担当するチャンスが多くあることを嫌だと思う人は少ないでしょう．レッスン数の増減は，インストラクターのモチベーションにも影響します．また，インストラクターがフリーランスで活動していれば，収入に影響する大きな問題にもなりかねないものです．

　では，レッスン数を増やすにはどうしたら良いのでしょうか？　ここではシンプルに，インストラクターがプライベートレッスンを行うケースを考えてみましょう．この形態でレッスン数を増やすには，レッスン運動者の延べ数を増やせば良いことになります．運動者の延べ数を増やす方法としては，2つのパターンが考えられます．1つは，運動者1名ごとの繰り返し受講数を増やすことです．そして，もう1つの方法は運動者個人の総数を増やすことです．

　レッスン料金を無料にしたとして，一定の場所にレッスン受講に来られる人はある程度限定されます．またインストラクターにしても，1日24時間指導ができるわけでもありません．現実的には，運動者個人の総数を増やすには限界があります．そのため運動者1名ごとの繰り返し受講数，つまり運動者を継続させるか，継続させられないかによってレッスン数の増減が大きく影響されることになります．

　どんな運動であっても，継続することは難しいものです[1]．現代は座りがちな生活スタイルが中心となっていることから，国や自治体などが健康のために意識的に運動を行うことを推奨しています．しかし，日本人の運動習慣者は人口の3割以下でしかなく，この傾向はこの10年間横ばいです[2]．厳密な意味で運動を行うことに必然性がある人，「疾病や障害のためのリハビリとして毎日の運動が必要」などの人が数多く存在しているわけではないのです．

　次の図1のグラフは2008年から2016年の間，都内のあるピラティススタジオにレッスン受講に来られた人の継続期間別の人数を示したものです．

　累計すると約1,400名がレッスン受講をし，1年以上レッスン受講を続けていない人は，約900人にも及んでいます．大変多くの人が離脱していました．レッスン受講をされた人の半数以上が1年以内に離脱し，1/4の人は1ヵ月もレッスン受講が続いていません．レッスン受講を開始した人の多くが，開始後，ほどなくして継続できていないという傾向は，スポーツクラブなど運動種目や会員システムが違う施設でも確認されています．学術分野にお

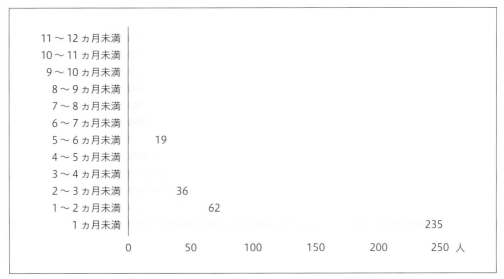

図1　都内ピラティススタジオ継続期間別人数

ける多くの調査や研究では，半年以上運動が継続できるのは参加者の半数にも満たず，研究
者らは運動を継続することは非常に難しいと指摘しているのです[3]．しかし，希望がまった
くないということでもありません．

　受講を継続させているインストラクターから学べることは多くあります．多くの運動施設
では品質管理の方法として，指導マニュアルが存在しています．同じ指導マニュアルに従っ
てレッスンを実施していれば，運動の継続も同じレベルで行えるはずです．しかし，あるイ
ンストラクターのレッスンは継続する人が多く，あるインストラクターのレッスンは継続す
る人が少ないという不思議な現象が発生しています．マニュアルに記載されていない何かが
運動者の継続に影響し，ひいてはレッスン数の増減につながっている可能性があると考えら
れます．マニュアルに記載されていない何かとは，コミュニケーション力なのか，キューの
種類やタイミングなのか，あるいは身体を見る観察力なのでしょうか．

≫ 運動習慣者の現状

　厚生労働省では，国民の健康増進の総合的な推進を図るための基本的な方針「健康日本 21
（第二次）」で，運動習慣者の割合を現状から 10％ 増加させることを目標に定めています．こ
こでは運動習慣者を「1 回 30 分以上の運動を週 2 回以上実施し，1 年以上継続している者」
と定義しています．運動習慣者を 10％ 増加させるとした理由は，国民全体の非感染性疾患
の発症・死亡リスクの約 1％ の減少が期待できることによるといいます．2009（平成 21）年
から 2019（令和 1）年までに実施された国民栄養調査における運動習慣者の性別割合を図 2
に示しました．図中のグラフが示しているように，運動習慣者の割合にはほぼ変化がみられ
ていません[4]．図 3 では，2019 年の調査における運動習慣者を性年齢別で示しました．

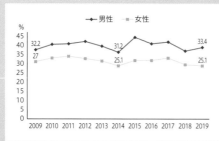
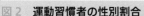

図2　運動習慣者の性別割合

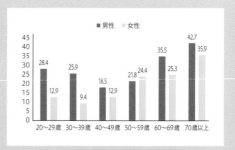

図3　2019年調査性年齢別運動習慣者

　厚生労働省ではこれまでに実施した調査の結果を踏まえて，運動習慣について関心度や阻害要因の把握を試み，今後は時間のない世代や無関心な層へのアプローチを課題としています．

　ピラティスは，マットピラティスであれば畳1畳のスペースで実施可能であるという運動実施環境上の利点があります．スタジオスペースの一部を託児スペースに割り当て，子育て世代の女性運動者を取り込む工夫をしているスタジオも見受けられます．指導者には，日本の運動習慣者の現状を踏まえて，運動種目の特性を生かした工夫をされることが望まれます．

2　運動を継続させる熟練インストラクターの身体の見方

(1) 熟練インストラクターが見ているもの

　ピラティス運動を継続させる熟練インストラクターが，どのように運動者の身体を見ているかを調べる実験を行いました．運動を継続させる熟練インストラクターと運動を継続させない非熟練インストラクターを比較して違いを明らかにする方法を用いました．この方法は，比較アプローチというものです．比較アプローチは非熟練者が熟練者レベルに達することができる要因について分析することを目的としています[5]．運動の継続については，どの程度続いたら継続とみなすか，研究者によって様々な考えが示されています．ここでは，運動効果が得られ，その効果がある程度残るには少なくとも半年以上の定期的な運動実践が必要との事実を取り入れて，半年以上の運動実践を「継続」として考えました．半年以上レッスン受講をしている顧客が多いインストラクターを熟練者（以下，熟練インストラクターと呼称します），半年以上レッスン受講をしている顧客が少ないインストラクターを非熟練者（以下，非熟練インストラクターと呼称します）として，両者の視線使いの違いを比較しました．

　熟練インストラクターの「身体を見る技」とは，視線を使って素早く身体の特徴をつかみ，生じやすい誤った身体の使い方を見逃さないように注意を向けることがわかりました．一方，非熟練インストラクターは運動者のエクササイズの動きを追うことに終始していました．

　次の図4は，サイドキック・シリーズ：アップ＆ダウン指導中のインストラクターの視線がどこに当たっていたかを示すヒートマップと呼ばれるものです．ヒートマップでは赤は視線が最も多く，あるいは長く当たっていたエリアであることを示しています．緑はそれほどでもないエリア．色が着いていないエリアは，視線がまったく向かなかったか，通過した

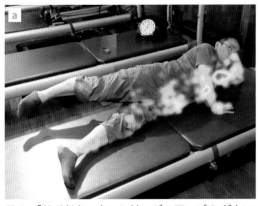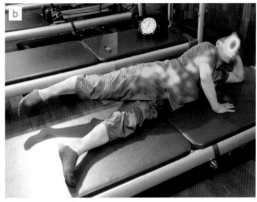

図4 「サイドキック・シリーズ：アップ＆ダウン」 ヒートマップ
a. 熟練インストラクター　b. 非熟練インストラクター

だけで見ていない箇所であることを示しています．

　図4a は体を支えている脚に，図4b は動いている脚に視線が多く注がれている違いがあります．熟練インストラクターは，動きを追うのではなく，運動者が体をサポートして安定させる脚に視線をより多く，長く当てていました．視線分析は身体のポジションが異なるエクササイズ「ワンレッグ・サークル（仰向け）」「スパイン・ストレッチ（座位）」についても行いました．サイドキック・シリーズ以外のエクササイズ中の視線を確認することで，熟練インストラクターが支持脚に視線を向けていた理由を理解することができました．

　図5 は，熟練インストラクターの「ワンレッグ・サークル」指導中のヒートマップです．実験では右脚，次に左脚の順でワンレッグ・サークルを行いました．

　熟練インストラクターは，右脚サークルでは体の中心部と動いている脚に視線を当てています．しかし，次の左脚サークルでは，支持脚に最も多く，または長く視線を向けています．右脚サークルで，運動者の身体の特徴を把握したことから，動いている脚ではなく，この身体にとって重要となる支持脚に視線を向けるという「技」を見せたのです．この「技」は，非熟練インストラクター（図6）には見られません．図6のヒートマップでは，動いている脚が左脚に変わっても，左脚に視線が向けられたままです．

　運動者の特徴は，ハムストリングスが硬く，股関節が柔軟でした．そういう身体の人が，ワンレッグ・サークルやサイドキック・シリーズなど脚を動かすエクササイズを行う場合，身体の安定が難しくなります．そのため指導では，体幹のみならず支持脚とのカウンターバランスをいかに取るかということがポイントになってきます．熟練インストラクターは適切に目を配ることで，指導のポイントを瞬時につかんでいます．それが視線の動きに表れています．

（2）熟練インストラクターが見るべき部位をわかる理由

　熟練インストラクターの身体の見方には，自分の知識の枠内で指導を終わらせるのではなく，指導の最初の段階で，運動者個人の身体の状態をつかむために，視線をたくさん動かしていることに特徴があります．

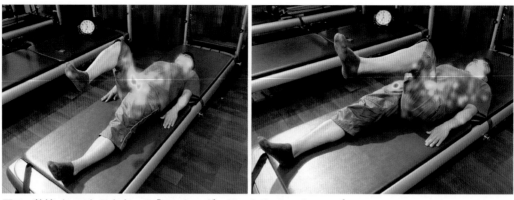

図5　熟練インストラクターの「ワンレッグ・サークル」ヒートマップ

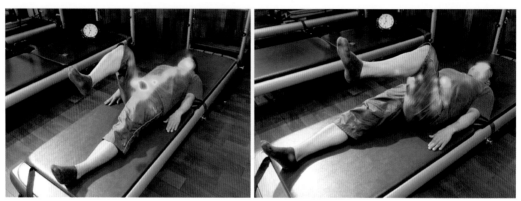

図6　非熟練インストラクターの「ワンレッグ・サークル」ヒートマップ

表1　熟練インストラクターの視線移動距離

指導エクササイズ名称	非熟練インストラクターに対する割合
ワンレッグ・サークル	1.2
スパインストレッチ	0.9
サイドキックシリーズ	0.6

　視線測定では，視線が止まったところから次に止まった位置まで視線が移動した距離を算出することができます．そのため，移動距離を合算していくことで，指導中に用いた視線の移動の大小を知ることができます．インストラクターが見るべき箇所をあらかじめ知っているなら，その箇所に視線を当てるために指導中に移動する視線の距離は，小さいと考えられます．一方，見るべき箇所を捉えようとして体中のあちらこちらに視線を動かしているなら，指導中の視線移動距離は大きくなると考えられます．そこで，3つのエクササイズについて移動距離を算出して，両者を比較してみました．表1に熟練インストラクターの視線移動距離を，非熟練インストラクターに対する割合で示しました．

実験では，入門レベルのピラティスマットエクササイズ 12 種類のエクササイズの指導を行いました．指導の順番は，ワンレッグ・サークルは最初から 3 つ目，スパインストレッチは 7 つ目，サイドキックシリーズ：アップ＆ダウンは 10 個目の指導種目でした．表 1 の結果を見ると，熟練インストラクターは指導の最初の方では，非熟練インストラクターよりも身体中のあちらこちらに視線をより動かしていますが，指導が進むに従い視線を当てる箇所の広がりが少なくなっていることがわかります．

実験に協力してくれた熟練インストラクターは，運動者の身体の見るべきポイントを，知識として当然知っていると想像できます．しかし，指導を開始して最初の数個のエクササイズを指導する間は，身体のあちらこちらに，視線を動かしていました．

(3) 継続につながる身体の見方

ピラティスの達人，つまり運動を継続させる熟練インストラクターの技とは，指導の早い段階で，運動者の身体にくまなく視線を動かし，その身体の状態から見るべき箇所を捉え，それに基づいて，その後の指導では効率良く見るべき箇所に視線を集中させることです．ピラティス以外のほかのいくつかの運動種目でも，熟練指導者は見るべきポイントを知っているため視線を効率良く使っている，ということが明らかにされています．ピラティス指導において，熟練インストラクターが指導の後半で見るべきポイントに視線を集中させて効率良く運動者の身体を見ていたことは，ほかの運動種目の熟練指導者と同様の結果[6]を示したといえるでしょう．

ピラティスでは，「機能的な身体づくり」，つまり日常生活活動レベルでの身体のコンディショニングが指導の焦点となります．様々な行動で日常を過ごす身体の状態は，日々異なるものとなります．身体の状態に関係なくピラティスのエクササイズをただ実行するだけなら，運動者が YouTube や DVD を使って自分一人で行うことと差がないことになります．運動者があえて有料のインストラクターのいる場所に出掛けてまでピラティスを行う理由には，専門家に自分の身体の状態に合わせて指導をしてもらえることもあるでしょう．それだからこそ対面指導に出掛ける意味を見出せ，また行きたくなる，つまり継続へとつながるのです．

「どうしたら身体の特徴をつかめるインストラクターになれるのか？」との質問をいただくことがあります．皆さんの周りに，指導年数は長いけれども運動者を継続させられていないインストラクターがいますか？　もしそのような現象があるなら，身体の特徴をつかむことは「経験を重ねれば自然と身につく」ものではなく，意識的に身につける技術ということでしょう．運動者の離脱を防ぐために，インストラクターの視線測定の結果からわかった「指導の最初の数個のエクササイズで，運動者の今日の身体の特徴をつかむよう，身体中に視線を巡らせる．いったん特徴をつかんだら，その後はその特徴に焦点を当てて身体を見て指導を行う」，熟練インストラクターの身体の見方を，具体的なヒントとして指導に取り入れるようにしてみましょう．また，指導に自信がもてずに，運動者の身体ではなく顔ばかり見てしまい受講者を逃してしまう非熟練インストラクターがいたら，役立つ可能性がある情報として，アドバイスしてあげてください．

≫ ③ 運動を継続させる熟練インストラクターのキュー

(1) 熟練インストラクターの肯定的フィードバック

　一般的にフィードバックは即座に返すべきとされています[7]．熟練インストラクターは，ピラティスの流れるような動きの合間の，わずかなタイミングを見計らって肯定的フィードバックを行っていることが，専門的な分析からもわかりました．熟練インストラクターと非熟練インストラクターを比較する実験では，入門マットエクササイズ 12 種目を運動者に指導する間に行われるキューについても，その違いを検討しました．熟練インストラクターと非熟練インストラクターのレッスン中のキューを比較すると，熟練インストラクターは「今くらい」「その方が」など具体的に，また「良くなってきた」などの明らかな肯定表現を，数多く行っています．一方非熟練インストラクターは，具体性に乏しい表現を，とても少ない回数しか行っていませんでした[8]．熟練インストラクターが指導した運動者は，具体的で明らかな肯定表現のフィードバックを数多く受けたことで，「できた」と感じることができたのです．跳べそうなハードルは跳んでみようという気持ちにもなりますが，到底跳べそうもないハードルを続けて跳ぼうと思う人は少ないですよね？　運動者は，熟練インストラクターの肯定的フィードバックにより生じた有能感によりピラティスを「跳べそうなハードル」と感じ，次もまたピラティスをやってみようと自ら決定し，継続につながっていくのでしょう．熟練インストラクターが行う技とは，運動者に有能感をもたらすような具体的かつ明確な肯定的フィードバックを，数多く行うことなのです．

　「あの人は，やる気があるから頑張るのだろう」など，人の行動を「やる気」で推しはかる会話を耳にすることがあります．「やる気」つまりモチベーションが行動のスイッチとなることを，私たちは知識や経験として知っているのです．行動を起こさせ，その行動を一定の方向に向かわせ持続させる一連のプロセスは，動機づけと呼ばれています．人と人とのコミュニケーションの中で，モチベーションが高まったり，損なわれたりすることもあります．指導を受けて行われる運動実践は，インストラクターと運動者との言葉と身体を通したコミュニケーションとして成立しています．フィードバックは，インストラクターが行う運動指導中のコミュニケーションの 1 つです．ここでいうフィードバックとは，インストラクターが運動者の運動実施について，その動作を評価して，目標との差を言葉や身体を用いて伝えることです．

　レッスン中にインストラクターから「上手い」「合っている」など，肯定的なフィードバックを受けると「できた」という気分になります．これは専門的には有能感と呼ばれています．熟練インストラクターが指導した運動者は，具体的で明らかな肯定表現のフィードバックを数多く受けたことで，「できた」と感じることができたのです．

　肯定的フィードバック以外では，可能性にチャレンジさせることも有能感を高めるといわれています．適切な範囲を見極めた上で，エクササイズに徐々にチャレンジ要素を加えていくなど，プログラム上の工夫も有効と考えられます．また指導者との関係性や活動の楽しさも自己決定の高い動機づけに影響することがわかっています．運動者との良好な関係を築く

ことを心掛けて，レッスン中に運動者を励まし，ピラティスそのものが楽しいと思ってもらえるようなレッスンの工夫が大切となることを覚えておいてください．

(2) 身体を修正するキューの連鎖が運動を継続させる

　熟練インストラクターは，キューを巧みに使い運動者の身体の使い方の誤りを修正している点でも，非熟練インストラクターとは異なっていました．熟練インストラクターが運動者の身体を修正する技とは，身体の誤りが修正されるまで，「これがダメなら次にこれ」というように，探索的にキューの種類を変えて身体の修正を試み，身体の誤りが修正されるとすぐさま（1秒以下ですよ！），肯定的フィードバックを与えるというものなのです．一方，非熟練インストラクターは同じ種類のキューを使い続けているものの，運動者には身体の変化が見られないことが分析できました[8]．

> ## >> ピラティスで用いられるキューの種類
>
> 　ピラティス指導教本の分類を参考に，指導中に用いられるキューを分類しました．大きな分類は 3 種類あります．
> ① 言葉で伝える（聴覚的）キュー
> ② 目から伝える（視覚的）キュー
> ③ 感覚で伝える（触覚的）キュー
> ①〜③はもっと細かく，つまり小分類ができます．
> ① 言葉で伝えるキュー
> 　例「脚を股関節の上に持ち上げて」は，一般的な言葉．
> 　例「骨盤の上に乗せた花瓶の水をこぼさないで」は，イメージの言葉．
> 　例「123，123」は，具体的な言葉はなく，リズムを作るもの．
> 　例「あと 3 回，2 回，ラスト」は，残りの実施回数をカウントダウン形式で伝えるもの，
> 　　などが挙げられます．
> ② 目から伝えるキュー
> 　動きを見せる（デモンストレーション，専門的には演示という），手を使い方向を示します．アイコンタクトで指示するなどが挙げられます．
> ③ 感覚で伝えるキュー
> 　手を添えて動きをガイドする，筋肉を軽く叩き活性化させる，体の一部をサポートする，筋肉を収縮させタッチしている部位に近づかせる，タッチしている部位から筋肉を遠ざける，筋肉を緩める，筋肉の働きを調べるなど専門的な手法がいくつか知られています．
> 　これらを図で示すと，図 7 のように大分類の次に，小分類としてまとめることができます．図 7 にさらに追加したい分類や，あるいはまったく異なった分類を思いついた人もいるかもしれません．ここで大切なことは，何かの視点をもち，整理できる[9]ということなのです．

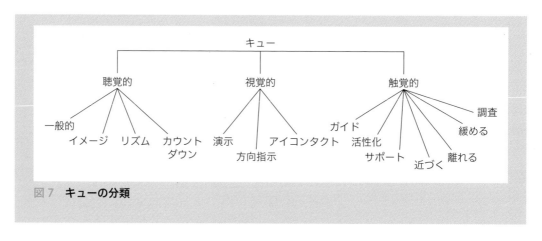

図7　キューの分類

　熟練インスタトラクターはどのようなキューを用いて運動者の身体の使い方の誤りを修正していたのでしょうか．運動者の身体の誤りを修正した実際の一連の流れを4コマ漫画にまとめてみました．各コマ中のキューの種類に注目してみましょう．

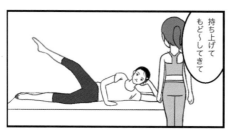

言葉で伝えるキューの，一般的な言葉．

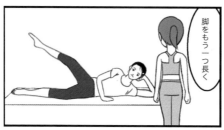

言葉で伝えるキューの，イメージ（実際に，脚の長さを決めている骨自体が長くなるわけではないですよね？）．

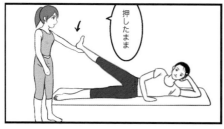

足を拳で押す感覚で伝えるキューと，それを一般的な言葉でいっている．

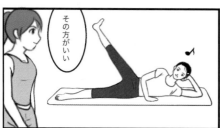

表2 熟練者と非熟練者のキューと動作の連鎖パターン

熟練インストラクター	非熟練インストラクター
キューの種類を変える →運動者の身体の誤りが修正される →具体的な肯定的フィードバックを行う	同じ種類のキューを使い続ける →身体の誤りが修正されずにエクササイズを終了

表3 各指導者に確認された連鎖の数

指導者		エクササイズ	熟練インストラクター 連鎖パターン※	非熟練インストラクター 連鎖パターン※
熟練インストラクター	C1	ロール・アップ	0	0
		ワンレッグ・サークル	1	0
		アップ＆ダウン	2	0
	C2	ロール・アップ	0	0
		ワンレッグ・サークル	0	0
		アップ＆ダウン	2	0
	C3	ロール・アップ	1	0
		ワンレッグ・サークル	0	0
		アップ＆ダウン	2	0
非熟練インストラクター	C4	ロール・アップ	0	1
		ワンレッグ・サークル	0	1
		アップ＆ダウン	0	2
	C5	ロール・アップ	0	1
		ワンレッグ・サークル	0	2
		アップ＆ダウン	0	2
	C6	ロール・アップ	0	0
		ワンレッグ・サークル	0	0
		アップ＆ダウン	1	1

※表2にある連鎖パターンを指す

　1コマ目から3コマ目までのキューは、すべて種類が異なっています。そして4コマ目で、動きが修正されるとすぐのタイミングで「その方がいいですね」と、具体的な言葉で肯定的フィードバックを与えています。

　人と人との間に連続して生じているやり取りのさまを、専門領域では「連鎖」と呼んでいます。ピラティスレッスンでも、インストラクターのキューと運動者の動作に間が空かないことで、指導はスムーズに進みます。いい換えれば、キューと動作の「連鎖」により、スムーズなレッスンが成立するのです。熟練者と非熟練者に見出された運動者の身体の誤りに対する指導の行い方の「連鎖」は、表2のようにまとめることができます。

　熟練インストラクター3名（C1、C2、C3）、非熟練インストラクター3名（C4、C5、C6）について、3つのエクササイズ（ロール・アップ、ワンレッグ・サークル、サイドキックシリーズ：アップ＆ダウン）の連鎖パターンを調べた結果を表3にまとめました。表では、熟

練インストラクター連鎖パターンが確認できた箇所に濃いグレー色のマークを，非熟練連鎖パターンが確認できた箇所に薄いグレー色のマークを塗っています．

　表3を見ると，熟練インストラクター連鎖パターンは熟練インストラクター3名に，同様に非熟練インストラクター連鎖パターンは非熟練インストラクター3名に共通して出現している傾向のようにみえます．

　運動者にとって身体の使い方のミスを見出してもらい，その場で正しいものとなること，そしてそれが具体的な肯定的フィードバックにより確かなものになることで，次もレッスンに行く，つまり継続につながる1つの要因となっているのだと考えられます．多くの運動者は，身体を良くするために運動を実践しています．指導が運動者の身体という目的に向かわなければ，継続につながりにくいのでしょう．

　この章では，どうしたら運動者を継続させられるかについて，継続させている熟練インストラクターとそうでないインストラクターを比較することでお伝えしてきました．両者を比較する方法を採用した理由の1つは，非熟練インストラクターが自分とは異なる方法を用いている熟練インストラクターのやり方を学ぶことができると期待したからです．非熟練インストラクターが運動者の身体を修正できないにもかかわらず，同じ種類のキューを使い続けている理由として，キューの種類を整理できていない可能性があります．

コラム

≫ 伝えることの難しさ

　コミュニケーションとは「個体間で行われる意味内容の交換」などと定義されています．ピラティス指導も日常会話と同様に，人と人とのコミュニケーションで成り立っています．ピラティス指導において，運動者と齟齬が生じないためのヒントを日常会話に見出すことができます．皆さんも日常会話で生じるミスコミュニケーションに，思い当たることがあるのではないでしょうか．

　例えば以下のような会話です．
　Aさん「C君は，スティーブン先生の参加しなかったの？」
　Bさん「いつものあれですよ．」
　Aさん「あれって，どういうこと？」

　この会話ではAさんは，Bさんの「あれ」という指示用語が，何のことなのかがわからず，スムーズなコミュニケーションが成立していません．また，Aさんの「C君は，スティーブン先生の参加しなかったの？」もスティーブン先生の（何に）参加しなかったのかが省略されています．「先生」といっているから，授業なのか，はたまた何かの稽古なのでしょうか，ある程度の範囲は想像できるものの，明確にはわかり得ないでしょう．この例のように，状況を把握している者同士でないと，コミュニケーションは上手くいかなくなります．コミュニケーションをスムーズに進めるためには，常に相手の受け皿を考えることが肝要です．言語が中心となってコミュニケーションを行うピラティス指導においては，インストラクターは運動者の言葉の受け取り方を常に意識する必要があるでしょう．

第 9 章 まとめ

> レッスン数を増やすには，担当顧客の総数を増やすことには限界があり，担当顧客を継続させることが有効となります．
> 運動を継続させる熟練インストラクターの指導の中で，マニュアルに記載されていない指導が，運動を継続させるためのヒントとなるでしょう．

> 運動を継続させる熟練インストラクターの身体を見る技とは，エクササイズの動作を追うことだけを続けず，数回のエクササイズ動作で身体の特徴をつかみ，身体を安定させる支持エリアに視線を移すことです．

> 運動を継続させる熟練インストラクターの指導とは，キューの種類を変え運動者の身体の誤りが修正されると，具体的な肯定的フィードバックを行います．運動者にとって身体の使い方のミスを見出してもらい，その場で正しいものとなること，そしてそれが具体的な肯定的フィードバックにより確かなものとなることで，継続につながる要因になると考えられます．

文 献

1) 橋本公雄ほか：「運動心理学研究の概観」運動継続の心理学，福村出版．東京，12，2015
2) 厚生労働省：身体活動・運動を通じた健康増進のための厚生労働省の取組み．https://www.mext.go.jp/prev_sports/comp/b_menu/shingi/giji/__icsFiles/afieldfile/2018/11/01/1410412_03.pdf（2021 年 6 月 13 日閲覧）
3) Dishman RK：Exercise adherence. Human Kinetics, Champaign, 1988
4) 厚生労働省：令和元年国民健康・運動調査報告．健康づくりのための運動指針．https://www.mhlw.go.jp/content/000710991.pdf（2022 年 8 月 20 日閲覧）
5) Chi MTH：Two approaches to the study of experts'characteristics.（Ericson AK, et al. eds.），The Cambridge handbook of expertise and expert performance. Cambridge University Press, Cambridge, 21-30, 2006
6) 石橋千征ほか：バスケットボールのフリースローの結果予測時における熟練選手の視覚探索活動．スポーツ心理研 37：101-112，2010
7) 深見英一郎ほか：体育授業における熟練教師と新任教師の指導技術の比較研究―教師のフィードバックと授業場面の期間記録及び子どもの受けとめ方との関係を通して．スポーツ教育研 34：1-16，2015
8) 磯野香代子ほか：運動の継続を促進する指導者の特徴．ピラティス指導者の質的分析．体育研 66：277-292，2021
9) Steven T：Differences between experienced and inexperienced physical education teachers' augmented feedback and interactive teaching decisions. J Teach Phys Educ 15：151-170, 1996

（高田香代子）

第10章 健康づくり総論：女性の健幸華齢，男性の元気長寿のためのピラティス

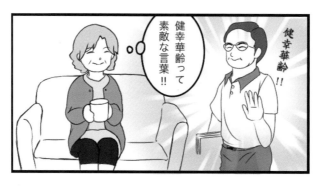

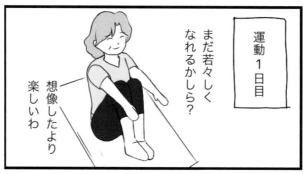

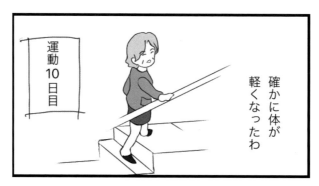

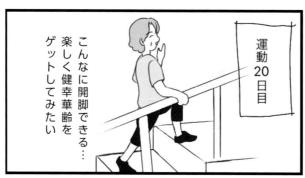

ポイント

超高齢化社会におけるピラティスなどの健康づくり運動を日常的に実践することが有益であることの科学的な背景を理解しましょう．また，スマートエクササイズ（健康体力づくり）やメディカルフィットネス（医学的情報に依拠した包括的な体力づくり）のあり方についても，知っておきましょう．

はじめに

　筆者らは，日本スポーツ協会スポーツ医・科学研究事業の一環として「運動・スポーツ習慣の定着を企図した健幸華齢（successful aging）支援プログラムの開発」研究プロジェクト（2016 ～ 2018 年度）を推進してきました．この健幸華齢プロジェクトでは，加齢に伴う不可避的な老化現象（aging, senescence）を受容しながら，国民の多くが各自の健康体力水準に合わせて「日々の楽しみ・生活習慣」として主体的に運動，レクリエーション，フィットネス，スポーツに取り組むことが重要であり，それらを体系化した「スマートエクササイズ」の概念について，その成果物[1]の中で詳述しています．同時に，食事（diet）・栄養（nutrition）の重要性「スマートダイエット」[2]について，認知機能保持の重要性「スマート脳トレ」[3, 4]について，そして内服薬の重要性「スマート服薬」[5]についても解説しています．

　本章では，多種多様な運動・スポーツ・フィットネス・レクリエーションがある中，超高齢化社会・超長寿時代においてはピラティスなどの健康づくり運動を日常的に実践することが特に有益であること（科学的根拠の一端）について詳述します．食事によって多種多様な栄養素を摂ることと同じように，複数の体力要素や様々な身体機能を良好に保持するためには，ピラティス以外の運動種目にも取り組むことが重要であることはいうまでもありません．そこで，スマートエクササイズ（健康体力づくり）やメディカルフィットネス（医学的情報に依拠した包括的な体力づくり）[6]のあり方についても，本章の中で記述します．

1 QoL と ELQ（余生の質）の保持

　健常者はもちろん，ほとんどの未病者や多くの有疾患者は健康運動指導士・健康運動実践指導者・高齢者体力づくり支援士・健康運動看護師・アスレティックトレーナー，理学療法士，作業療法士，保健師らの導きのもと，スマートエクササイズやメディカルフィットネスの積極的な実践により，体力水準や身体機能面で顕著な増進効果・改善効果をもたらすことが期待できます．また，未病か病気かにかかわらず，高齢で元気に日常生活を過ごせている場合，生活の質（quality of life：QoL）を保持し，余生の質（end of life quality：ELQ）が充実しているものといえるでしょう．国民の標準値や平均値と比べて，太っている / 痩せている，筋力的に強い / 弱い，検査値が高値 / 低値であることに一喜一憂するよりも，本人や家族たちはもちろん，医療従事者も日々の楽しみの 1 コマとして，また日々の主体的な健康行

表1　各種リテラシーの重要性

ヘルスリテラシー	健康リテラシー	一般的健康情報の理解
メディカルリテラシー	医療リテラシー	医学・医療に関する情報の理解
ドラッグリテラシー	薬物リテラシー	薬物の主作用・副作用の理解
IT リテラシー	情報通信リテラシー	スマホ操作の習得やネット情報の見極め
フィットネスリテラシー	体力づくりリテラシー	効果的かつ安全な体力づくり手段の理解
ダイエットリテラシー	食事・栄養リテラシー	減量や低栄養防止の食事法の理解

動としてピラティスなどの運動を実践できている事実に目を向け，その実態を適正に評価するべきでしょう．

　充実した QoL，ELQ を成就するには，生きがいの確保，活力のある期間の延伸（女性にとっては健幸華齢，男性にとっては元気長寿）を図ることが望まれます．男女共に元気長寿と健幸華齢の促進を図れることが理想です．そのためには高齢になっても日常的に仲間との社会的交流（運動，レクリエーション，音楽などの文化芸能活動）や園芸活動，盆栽などの庭仕事が楽しめる基礎体力（筋力，平衡性，柔軟性など）と運動機能（神経，骨格筋，関節の機能など），そして認知機能を良好に保持することが重要です．これらの身体的諸機能をおおむね良好に維持し続けるには，様々な知識（ヘルスリテラシーに加えて，メディカルリテラシー，ドラッグリテラシー，IT リテラシー，フィットネスリテラシー，ダイエットリテラシーなど）を身につけると共に（表1），要介護化抑制（老化に確かなブレーキをかけること）に向けた「スマートエクササイズ」[1]やメディカルフィットネス[6]の継続的な実践が望まれます．

2 スマートエクササイズの重要性

　高齢前期はまだまだ若く就労可能で，食事と共に運動・スポーツを大いに楽しむ元気な年頃だというアンチエイジング促進（老化抑制）やメディカルフィットネスの啓発を強化していくことが有効と考えます．高齢後期でも命が途絶える直前まで身体的に自立して身体活動を推進していくには各種リテラシーを高めながら，①仲間との交流を心底から楽しめる環境づくり，②体力が低下しても運動を実践できる支援態勢（体制）の整備，③地域在住虚弱高齢者（フレイル）の自立支援をサポートする地域住民健康支援者（図1）の育成が有効でしょう．

　屋外ではラジオ体操，ウォーキング，ノルディックウォーキング，ジョギング，太極拳，ゴルフ，グラウンドゴルフ，テニス，クロッケー，ハイキング，スキーなど，高齢期でも気軽に実践できる種目が多く，年齢や体力，技能水準に応じて安全に楽しめる工夫が各団体から考案されています．屋内に目を向けると，ラジオ体操を筆頭に，筋トレ，トレッドミルや固定式自転車駆動といった代表的な有酸素性運動，水中ウォーク，アクアビクス，水泳，エアロビクス，ヨガ，ストレッチ，太極拳，ダンス（踊り）系の運動やリズム体操系の運動，

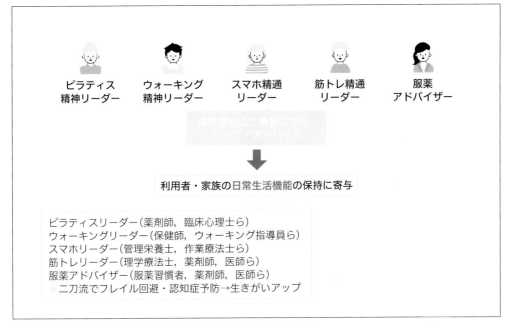

図1　高齢者の自立支援をサポートする地域住民健康支援者

さらには各種ニュースポーツなど多種多様の楽しみ方が考案されています．これらを実践できる場として，総合型地域スポーツクラブ，民間のフィットネスクラブ，スポーツジム，さらには保健センターが身近な存在になっているといえます．公園や小学校などの公共施設内で楽しめる健康運動教室もたくさんあります．

　ピラティスなどの運動やスポーツを日常的に楽しみ，1日の身体活動量を適度に保つことで，食欲が維持され，快眠，快便にもつながるものです．また，他者との交流によって社会参加が促進され，認知機能保持の効果も期待できます．検査値や体力水準，運動技能水準の高低にかかわらず，また障害の有無にかかわらず，健康的に身体を動かせることを死ぬ直前まで維持したいと誰もが切望しています．健幸華齢や満足死は綺麗ごと，理想と思われるかもしれませんが，その実現に向けて日々の生活を上手く工夫していくことは，すべての国民に共通する努め（努力義務）といえるのではないでしょうか．

③ 健幸華齢とは

　健幸華齢（けんこうかれい）は，世界中に知られているサクセスフル・エイジング（successful aging）[7]の日本語訳といえます．この啓発的学術用語は従来から世界中の多くのメディアを通して発信されていますが，日本ではそのままサクセスフル・エイジングと訳される場合が多く，以前では「豊かな老い」と表記されることもありました．しかし，「豊かな老い」では多くの人にとって意味がしっくりこないことから，「健幸華齢」なる意訳用語を筆者らは思いつきました．その後，筆者らはこの表現が多くの日本人，中国人，韓国人らに受け入れられることを

確認しました．健幸華齢には，「心身が健やかであると共に，幸福な気持ちで，華やかに齢（よわい）を重ねる」という意味が込められています．そこで，1人ひとりがご飯を食べられる喜び，手足を動かせる喜び，共に運動を楽しめる仲間（友人・家族）が存在することの幸せを噛みしめながら，積極的に健幸華齢や元気長寿に取り組むことのできるアクティブシニア（元気高齢者・達老者）の増加を願っています．そのためには，多種多様の運動種目の中から自分に合ったものを複数選択し，スマートエクササイズやメディカルフィットネスに取り組むことが有益で，そのような社会の構築に向けてピラティス指導者・ヨガ指導者・筋トレ指導者などフィットネス専門家の果たす役割は甚大といえます．

>> 4 健幸華齢実現者・元気高齢者の創出策

　医療，年金，福祉など社会保障給付に関する重要な国策の1つとして，今後の超高齢社会に対応できるものに構築し直すことが希求されています．そのために並行して検討されるべき喫緊の重要課題は，健幸華齢実現者や元気高齢者（健康高齢者，医療不要高齢者）の数を増やすための有効な方策を通して，より多くの高齢者が社会で活躍できる種々の機会を提供していくことではないでしょうか．有効な具体的方策は，適正な食習慣と運動の習慣化の促進，巧みな生き方〔快食，快汗（快労），快浴，快眠，快便，抗ストレスなど〕の啓発，そして良質の医療を通じた元気高齢者の再雇用の促進と考えられます．

　元気高齢者の代表的イメージとして野球，サッカー，ラグビー，テニス，ゴルフ，スキーなど人気の高いスポーツ活動を若者に混じって従事する人が挙げられますが，ケガに苦悩する例も少なくありません．いずれかのスポーツをケガなく実践できているうちは，自分の人生において外せない主要な趣味活動の1つに位置づけており，まさに健幸華齢の実現に大きく貢献するものです．しかし，プロや一流のアスリートをみればわかるように，多くの人がケガに苦しみ，手術後に半年～1年をリハビリに費やすケースがあとを絶ちません．中には一生治癒しない身体的ハンディを背負って生きている元アスリートもいます．その一方で，水泳，ストレッチ，体操，ヨガ，ピラティスなどの実践者の中には，これらの活動を原因として大きなケガをするケースが極めて少ないです．大ケガをした人に向けたリハビリテーションの一環でピラティスをやり始める人はいても，ピラティスがケガの原因となる例は稀有といえます．ケガの確率が増すスポーツを行う人ほど，ケガの防御的・緩和的・リハビリテーション的効果をもたらすピラティスのような活動に勤しむことが肝要です．

>> 5 ピラティスの有益性（特長）

　ピラティスは，ジョセフ・H・ピラティス（Pilates）が，第一次世界大戦中の1920年代に戦争で負傷した多数のドイツ兵士たちのリハビリテーションを目的として考案したもので，後になって体系化された，身心機能の強化法といえます．ヨガは呼吸とポーズ（アーサナ），

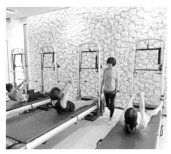

図2　ピラティスの実践例1

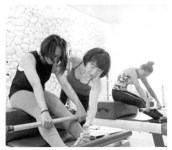

図3　ピラティスの実践例2

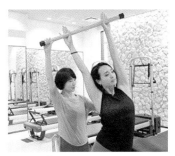

図4　ピラティスの実践例3

瞑想で心と身体を結びつけ，心身のバランスを整える健康法ですが，ピラティスは骨格を軸に体幹を整え，背骨やその周辺の筋肉から，腕や脚の隅々まで全身の筋肉や関節の柔軟性と機能性を高めることを意識する運動です．ピラティスでは全身の筋肉を細かく動かし，脊柱起立筋のようなアウターマッスルと共に多裂筋や腹横筋，腸腰筋のようなインナーマッスルの強化が図られ，ケガをしにくい身体へと変化することが期待されています．このようなバランスのとれた身心強化法を日常的に実践することで徐々に身体の歪みが調整され，ロコモティブ機能の向上によって心の健康状態（メンタルヘルス）までもが良好に保たれます．また，骨格や筋肉の歪みが改善することで，筋肉のしなやかさが増し，美しい姿勢や動作を正しく身につけることができます（図2 〜 4）．

6　ピラティスのエネルギー消費（脂肪燃焼）効果

　ピラティスの日常的習慣化によりアウターマッスルと共に様々なインナーマッスルの強化が図られ，骨格筋量が軽微ながら増加することで，身体活動中やその後のエネルギー代謝が上がり，長時間の身体活動中や空腹時における第1のエネルギー源である脂肪を燃焼しやすい体質に変わり得ると考えられます．階段昇降時には下肢や体幹の筋肉の動きが円滑になることで，安定度の高い移動ができるようになるでしょう．なお，副交感神経活動が優位な状態の早朝空腹時（主に起床時）におけるエネルギー消費量〔いわゆる基礎代謝量（図5，6）〕は，ピラティス導入前に比べてわずかに減少するのではないかと推測できますが，体重に変化がないなら，身体活動時のエネルギー消費量が増えることで1日の総エネルギー消費量はおおむね一定もしくは軽微な増加となるでしょう．

　先行研究[8,9]によると，基礎代謝量は体重の減量 / 増量によってわずかに減少 / 増加すると考えられます．その程度は減量した場合に食事制限によって最大の減少，持久性運動によって中程度の減少，レジスタンス運動によっておおむね維持または軽微な増加（ただし，体重が変化しない場合）です．そしてレジスタンス運動と持久性運動によって体重や除脂肪量が増えた場合に基礎代謝量は増加傾向，さらにレジスタンス運動によって体重や除脂肪量が増えた場合に基礎代謝量は顕著な増加へ移行すると考えられます．なお，体重の増減があれば基礎代謝量も増減するのは当然のことと思われるので，減量・増量後に測定した基礎代

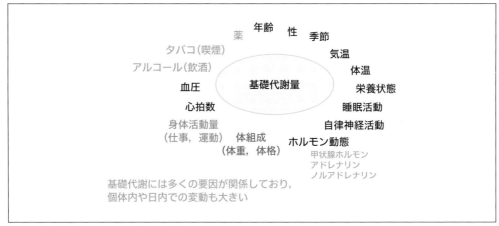

図5 基礎代謝量に影響を与える多くの要因

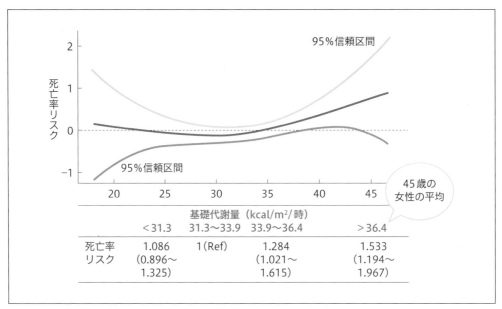

図6 ボルチモア加齢縦断研究の男性972名のデータ　　（文献10より引用）

謝量を体重1kg当たりで表すと，ほとんど変化がみられないと推察できます．基礎代謝量の多寡（増減）と死亡率の関係は不確かなようですが，高すぎる/低すぎると危険性が高まると考えられます（図6）[10]．

　ピラティスなど多種多様の有酸素運動やレジスタンス運動は交感神経活動を高めて，24時間にわたり血流や脂肪・糖の燃焼を促進しやすくするなどの魅力的な働きが多数のメディアで解説されているものの，それらの効果は身体活動時全般やその直後に限定的にみられることでしょう．むしろ，安静休息時には，運動によって上昇したエネルギー代謝量（交感神経活動）を代償的に下げる方向に作用し，特に睡眠時には睡眠の質を高め，起床時には基礎代謝量が安定したもとの低い状態へ戻るものと考えられます．

　持久性運動の効果は呼吸循環器系（心臓・肺・血管系）機能や骨格筋内でのエネルギー消

費能力に対して，レジスタンス運動は除脂肪量や筋力，骨質（骨密度・骨強度）に対して，そしてピラティスは身体のアライメント，柔軟性，骨質に対して好影響を及ぼすものと考えられます．どの運動も脂質代謝を促進し，糖代謝にも好影響を及ぼし，適切な食生活が維持されることで健康増進が図られることでしょう．運動によって多数の恩恵がもたらされますが，その恩恵には個人差があります．一般的には毎日の有酸素運動とピラティス，週に2〜3回のレジスタンス運動（強度が低いなら毎日），そして栄養バランスの良好な食生活を日々保持することといえましょう．

7 効果的で安全なピラティス実践の知識

ピラティスはもちろん，ほかの健康運動についてもいえることですが，健康づくりの指導者は運動実践者の体格・体型や姿勢の特徴を考慮した上で，効果的かつ安全な運動を提供することが重要です．とはいえ，運動の有効性と安全性の両方を完全に満たすことは容易ではありません．大きな効果を得ようとすれば，ケガの確率が増してきますし，安全性を重視すれば，得られる効果は小さくなります．したがって，ピラティスを実践する各自の目的と共に，身体的痛みの有無や程度，服用中の薬の副作用（心拍数や血圧の低下，血糖値の低下，出血のしやすさなど）にも目を向け，主治医やピラティス指導者のアドバイスを受けながら，日常的に満足感や達成感などを意識して自己管理できることが理想です．その手段の1つとして，ボディトーク（body talk；体話）または筋肉・関節・じん帯・腱や脳とのクロストーク（cross talk）を推奨します．

(1) ピラティスの種類

様々な流派があり，アプローチの方法や運動強度，集団指導のレッスンの流れなどが異なります．ピラティス方法としては，マット上で行う「マットピラティス」，「リフォーマー」や「チェア」，「バレル」といったマシンを使用する「マシンピラティス」があります．

身体強化の目的や体調，職業やライフスタイル，労働環境などに合わせて，各自に合った流派や運動の種類を選択し，実践することが理想です．

(2) ピラティスの強度

体力的効果を高めてケガをしないためには，個人にとって適切なトレーニング方法や強度を見つけることが大切です．まずは初級のプログラムから始め，段階を踏んでステップアップしていきましょう．各エクササイズにおいては，段階法（多段階漸増法：multiple step-up）を用います．初心者やケガなどの慢性的な問題を抱えている人は，はじめは四肢のレバー（長さ）や可動域を短縮するなどのモディフィケーション（部分的な変更）を含め，徐々に理想の形へ近づけていきましょう．全身の筋肉をバランスよく使って，脳や心臓・肺（呼吸循環器系）へ刺激を与えることが大切です．

(3) ピラティスの回数・頻度

　「ピラティスは10回で気分が良くなり，20回で見た目が変わる．そして30回ですべてが変わる」とジョセフ・ピラティスは語っています．効果には個人差がありますが，週1回でも，中断せずに集中して取り組むことで徐々に効果が現れるといわれています．慣れてきたら週2～3回程度に回数を増やせると良いでしょう．理想的な効果を得て，それを維持するためには，ピラティスを日常生活の中で習慣化させる（毎日実践する）ことが大切です．

　回数を増やしてやり過ぎるのも，逆に過剰な筋肉疲労を引き起こすため，筋肉痛になったら，無理をしないで4～5日は間を空けて，筋肉を休めて回復に努めましょう．得られる効果は強度と時間と頻度に左右されますが，ケガは避けなければなりません．実践回数が多いほど効果が高まりますが，熟練者でも初心者でも共通して大切なことは各自に最もふさわしい方法をみつけて，それを長きにわたり習慣化しながら加齢の影響を考慮して微調整することです．

▌おわりに

　高齢化がますます進む日本では，高齢や老齢の価値観を見直し，日々を楽しむ生き方・老い方を創出していくことで，健幸華齢（健康＋幸福＋元気長寿＝ successful aging）が実現できるのではないでしょうか．健幸華齢の実現には，QoLやELQ（身体の質，生活の質，そして人生の質）を良好に保持することといえます．これら3つの質に及ぼす運動・体力づくりの効果は確かなものです．健幸華齢の実現に向けた，国民1人ひとりの努力義務の必要性（個の覚醒），それに向けた行政による健幸華齢啓発の促進が望まれます．

　運動不足や体力低下を自覚している人に対しては，ピラティスや水泳，ウォーキングなど運動実践の有益性について説得性をもって説き，習慣化が図られるよう上手く導きましょう．指導者や運動を習慣化している人は，ピラティスの魅力など運動の楽しさを実感し続けましょう．高齢で若者のような動きをすることが困難になってきても，身体が動く幸せ，身体を動かせる喜びを噛みしめて，気丈に生き抜きましょう．不運にも病気が宿った場合でも，自宅や病院内で適度の運動を楽しみながら，従病・従老の精神で人生を豊かに生き抜きましょう．

第10章 まとめ

>> 活力のある期間の延伸（女性にとっては健幸華齢，男性にとっては元気長寿）のためには，社会的交流，基礎体力（筋力，平衡性，柔軟性など）と運動機能（神経，骨格筋，関節の機能など），そして認知機能を良好に保持することが重要です．

>> 積極的に健幸華齢や元気長寿に取り組むことのできるアクティブシニア（元気高齢者・達老者）が増えるためには，多種多様の運動種目の中から自分に合ったものを複数選択して取り組める社会の構築に向け，ピラティス指導者が担う役割は大きいものとなります．

> ケガをしない体づくりが超高齢社会における健康づくり運動として重要です．ピラティスはその有益性を持つ運動の 1 つといえるでしょう

▼ 文 献

1) 田中喜代次ほか：健幸華齢のためのスマートエクササイズ．健幸華齢のためのスマートライフ，（日本スポーツ協会監修），サンライフ企画，東京，24-31，2019

2) 稲山貴代：低栄養防止に向けたスマート（賢い）ダイエット．健幸華齢のためのスマートライフ，（日本スポーツ協会監修），サンライフ企画，東京，130-134，2019

3) 坂下みどり：高齢者が楽しめる脳レク＆脳トレゲーム．健幸華齢のためのスマートライフ，（日本スポーツ協会監修），サンライフ企画，東京，188-195，2019

4) 田中喜代次ほか：スマート脳トレ．騒人社，東京，2018

5) 秋下雅弘：スマート服薬（高血圧，糖尿棒，不眠）．健幸華齢のためのスマートライフ，（日本スポーツ協会監修），サンライフ企画，東京，204-213，2019

6) 日本体力医学会編著：医師・コメディカルのためのメディカルフィットネス．社会保険研究所，東京，10-23，2019

7) 田中喜代次：健幸華齢と運動．健幸華齢のためのエクササイズ，（日本体育協会監修），サンライフ企画，東京，8-13，2013

8) Thompson JT, et al：Effects of diet and exercise on energy expenditure in postmenopausal women. Am J Clin Nutr 66：867-873, 1997

9) Dolezal BA, et al：Concurrent resistance and endurance training influence basal metabolic rate in nondieting individuals. J Appl Physiol 85：695-700, 1998

10) Ruggiero C, et al：High basal metabolic rate is a risk factor for mortality：the Baltimore Longitudinal Study of Aging. J Geroltol Med Sci 63A：698-706, 2008

（田中喜代次）

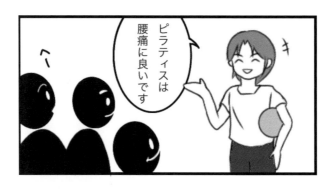

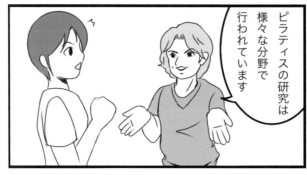

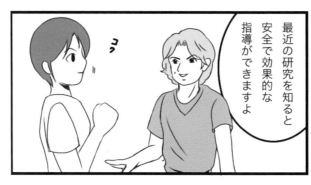

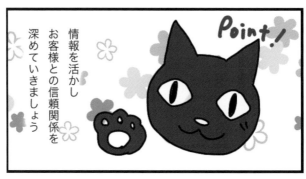

ピラティスに関して，最近どのようなことが科学的に証明されているかを知り，エクササイズに生かすことにより，より安全で効果的なエクササイズが提供できます．またそのような情報をお客様とのコミュニケーションに生かすと，信頼感を高めることができるでしょう．

1 日本の健康問題の現状

現代社会において運動不足は，世界的に深刻な問題になっています[1]．特に先進国の運動不足は深刻で，2012年にBBCのニュースでも取り上げられ，「運動不足は，たばこと同じくらい，人をたくさん殺す」という衝撃的なタイトルで話題となりました．

特に，日本を含む先進国でデスクワークを伴う長時間労働（座りすぎ）やライフスタイルの変化により，運動不足は深刻化しています．運動不足は，心血管疾患，Ⅱ型糖尿病（生活習慣が悪いことにより発症する糖尿病），認知症，一部のがんなどの生活習慣病や介護のリスクが高いことが報告されています．また，今後，少子高齢化の進むわが国では，国民の生活習慣病や要介護者の増加は，医療費・介護費などの社会保障制度の維持・存続に影響します．つまり，これらの健康問題は，私たち国民の生活に関わる重要な課題です[2]．

まず，健康寿命[*1]を阻害し，生活の質（quality of life：QOL）を著しく低下させる日本の重要な課題（疾患やフレイル）に関連するものをご紹介します．

(1) 高齢者の健康問題

介護が必要になった主な原因についてみると，1位「認知症」18.7％，2位「脳血管疾患（脳卒中）」15.1％，3位「高齢による衰弱」13.8％，4位「骨折・転倒」12.5％，5位「関節疾患」10.2％となっています[3]．

高齢者のフレイルになる要因を考慮すると（図1），筋肉と骨と関節（「高齢による衰弱」

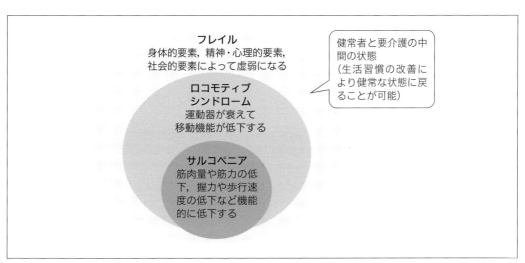

図1 フレイルとロコモティブシンドローム，サルコペニアの関係

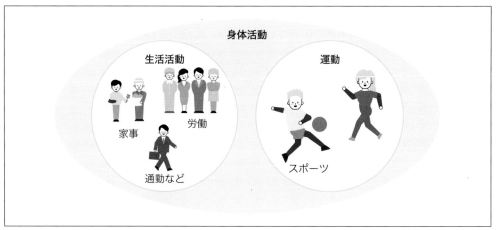

図2　身体活動，生活活動，運動の関係

13.8％＋「骨折・転倒」12.5％＋「関節疾患」10.2％＝36.5％）という運動器の疾患が合わせて全体の約1/3以上を占め，1位，2位よりはるかに多い値になります[4]．これは運動器[*2]の疾患が要介護の主な原因となり，高齢者のQOLを著しく低下させるのは明らかです．

老化は，細胞の減少をもたらし，すべての身体・心理・社会的状態に徐々に影響を与えます[5]．身体活動[*3]は，この減少の速度を低下させるのに役立ち，身体能力（例えば，バランス，柔軟性）を改善することによって，高齢者が自立した健やかな日常生活を維持する可能性があります[5,6]（図2）．

[*1] 健康寿命—日常生活に制限がなく暮らせる期間（自立した生活ができる寿命）[7]．

[*2] 運動器　—運動器とは，身体運動に関わる骨，筋肉，関節，神経などの総称．運動器はそれぞれが連携して働いており，どれか1つが悪くても身体はうまく動かない[8]．

[*3] 身体活動—安静にしている状態より多くのエネルギーを消費するすべての動作のこと．
生活活動：身体活動のうち，日常生活における労働，家事，通勤など．
運動：身体活動のうち，体力の維持・向上を目的として計画的・意図的に実施し，継続性のある活動[9]．

---

(2) 腰痛

運動器の疾患として，患者数が最も多いものは，腰痛です．世界で筋骨格系の症状の中で腰痛が最も多く，単独の障害原因として第1位となり，5億7,700万人が苦しめられています（約7.5％）[10]．この傾向は，日本においても同様です．国内の腰痛患者は約2,800万人と推定され，病気やケガなどで自覚症状のある者の割合は，腰痛が男性で最も高く，女性も肩こりに次いで2番目に高くなっています（図3）[11]．痛みは，不安，うつ病，睡眠障害，QOLの低下，および医療費に影響します[12]．

(3) 変形性膝関節症

変形性膝関節症[*4]は，日本のみならず世界的にも多い疾患です．年齢と共に増加し，日

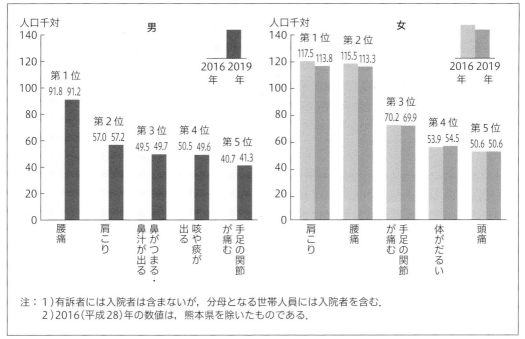

注：1）有訴者には入院者は含まないが，分母となる世帯人員には入院者を含む．
　　2）2016（平成28）年の数値は，熊本県を除いたものである．

図 3　性別にみた有訴者数の上位 5 症状（厚生労働省）　　　（文献 11 より引用）

本における患者数は 65 歳以上では 55％と多く，国民病とされています．患者の性別は，女性の方が男性よりも 1.5 ～ 2 倍多く認められます[13]．高齢化，女性，肥満が危険因子であり，早期発見・早期治療が必要です[14]．

> *4 変形性膝関節症―様々な原因により膝の関節の軟骨がすり減ったり，なくなったりして膝の形が変形し，痛みや腫れを起こす状態．変形性関節症の一種[15]．

(4) 更年期障害（女性）

更年期障害とは，女性の生殖生活の終わりを示す中年期に女性に起こる最も顕著な出来事です[16]．更年期障害は，おおよそ 45 歳から 55 歳の間に起こります．これはエストロゲンの減少により，様々な不調（ほてり，めまい，動悸，情緒不安定など）を引き起こし，また肥満，泌尿生殖器の萎縮（老人性膣炎，尿失禁など），骨粗鬆症，脂質異常症，動脈硬化および心血管系疾患の発生率は上昇し，閉経後のこのような症状は，女性の QOL に悪影響を及ぼします[16]．そして，働く女性にとって更年期症状は，雇用条件が悪くなる，更年期離職による経済損失など大きな試練であることも報告されています[17]．

(5) 気分障害・不安障害

気分障害・不安障害に相当する心理的苦痛を感じている人は，年々増加しています．特にうつ病*5 は，一般的な精神障害で，世界では，成人の 5％がうつ病に苦しんでいると推定されています[18]．日本において 2020 年は新型コロナウイルスの蔓延により，うつ病・躁う

つ病の総患者数は172.1万人とコロナ禍前と比較して大きく増加しました[19]. 年齢別では，どの年齢層でも女性が男性を上回っています. 男性は50歳台が最も多く，40歳台がこれに続いています. 女性は40歳台が最も多く60歳台，70歳台でも多くなっています. 女性はこの時期，更年期とも重なっています. このように若い働き盛りの世代に「うつ」が増えており，社会の大きな損失となっています[19].

> *5　うつ病—気分障害の1つ. 1日中気分が落ち込んでいる，何をしても楽しめないといった精神症状と共に，眠れない，食欲がない，疲れやすいといった身体症状が現れ，日常生活に大きな支障が生じている場合，うつ病の可能性がある[20].

(6) 骨粗鬆症（こつそしょうしょう）

骨の量（骨量）が減って骨が弱くなり，骨折しやすくなる病気です. 日本には約1,000万人以上の患者がいるといわれています[21].

人口の高齢化は，骨粗鬆症や骨減少症などの加齢に伴う健康障害が増加します[22]. これらの障害は，骨ミネラル密度（bone mineral density：BMD）や骨ミネラル含有量（bone mineral content：BMC）などの骨の健康指標の低下を特徴とし，骨粗鬆症関連の骨折のリスクを高めます. さらに，これらの骨折は，男女共に高い死亡率に関連しています[22]. 特に閉経後の女性では，主にエストロゲン産生の減少の結果としてBMDの損失が加速し，リスクが高くなる可能性があります[22].

次に，これらの現状を踏まえてピラティス（Pilates）の効果をご紹介します.

>> ②　ピラティスとは

ピラティスは，身体・心・精神の完全な調和を目指すエクササイズであり，それをコントロロジー（コントロール学；Contrology：ピラティス氏の造語）と名づけました[23].

ピラティスには，動きのバイオメカニクス，体力，柔軟性の向上を目的としたエクササイズのみならず，身体，心，呼吸をコーディネートして「コントロール」することを目指します. そして日常生活において機能的に身体動作を行うための，適正な身体動作の助けとなる環境づくり（筋力，柔軟性，姿勢など）および身体動作の再教育・再構築を目的としています[24]. その中で，適正な身体動作の基礎となるコア（体幹）の安定および強化が，最も重要であると考えられています[24].

特定の集団を対象とした研究では，痛みの改善，障害，背中の痛みとバランス，フィットネス，機能および健康，さらにピラティスは，仕事や身体活動などのほかの活動への継続的な参加を促進することが示されています[25].

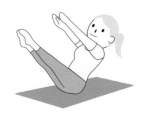

では，現在の科学では，ピラティスのどのようなことが明らかになっているのか，機能別にみていきましょう.

コラム

痩せれば美しくなれるの?!　―女性の痩せ過ぎと運動不足―

　日本の女性は「痩せ過ぎ」です．痩せ過ぎ女性の比率の国際比較をみてみると，日本は11％と112カ国中30位で，所得の高い国としてはシンガポールやアラブ首長国連邦と並んで，異例の高さになっています[26]．日本女性のBMI 18.5以下の痩せに分類される人が20〜50歳台の各世代で10％を超え，20歳台では21.7％でした[27]．

　それに加えて，運動実施状況をみてみましょう．約40年前と比較すると，男性では運動実施状況に大きな変化はみられませんが，女性については10歳台後半から20歳台の若い世代で，運動・スポーツを実施している人が大幅に減少しています[28]．

　特に，小児期は健康のために運動の良い習慣を定着させる重要な時期です[28]．しかし，子供の身体活動量低下の原因としては，成人同様に交通手段の発達のほか，外遊びの減少や，テレビ，テレビゲームなどの活動的でない時間の増加が指摘されています[28]．そして，テレビの視聴時間が長いほど体力の低い傾向があることも示されています．

　近年の女性の運動不足は，学童期から始まり，その後の妊娠・出産，育児など女性特有の要因に加え，現状では家事や介護の負担など身体活動が低下する社会的要因が関係しています．そのため，それらにも注意が払われるべきです[29]．

　痩せていて，運動不足であれば，筋肉や骨が脆弱になるので，高齢になったときには骨粗鬆症やフレイル（本章図1）になってしまう危険性が高くなります．加えて女性は，男性に比べて長寿であるため，女性の要介護者が増え，今後重要な課題になる可能性が高いことが予想されます．

　筆者は，ミスインターナショナルの大会で世界のファイナリストに会う機会があります（図4）．各国の代表である彼女たちは，メリハリのある健康的な素晴らしいボディの持ち主ばかりで，ガリガリに痩せている人はいません．それは，世界の舞台では見栄えがしないでしすし，単に痩せれば美しくなるわけではないからです．また彼女たちは，ただ美しいだけではありません．「美の親善大使」として，世界平和を願い，電気や水が通っていない国にも行き，社会貢献活動をしています．そして，彼女たちの，そのような内面の美しさが，外見の美しさを一層際立たせています．

　皆さんも日頃から運動に親しみ，健康的で美しい身体を手に入れ，将来的になるべく介護のお世話にならないよう努力しましょう．

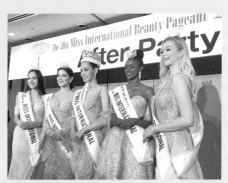

図4　ミスインターナショナル世界大会2019のトップ5

3 身体機能に対する効果

多くのガイドラインでは，腰痛などの慢性筋骨格疾患の状態の人を含む高齢者に運動を推奨しています [25,30]．

ピラティスは，もともと特定の機能の目標に取り組むために作成されました [25]．そのため，身体的制限のある人のためのリハビリテーション運動の1つとして特に適しています [25]．

(1) 腰痛への効果

腰痛の最も一般的な治療法の1つは運動であり，近年ではピラティスが腰痛治療の一般的な選択肢となっています [12]．

急性（発症してから4週間未満），亜急性腰痛患者（急性と慢性の間）に対してピラティス法の効果を評価したものはありませんでしたが，慢性腰痛患者（発症から3ヵ月以上の者）に対して効果を評価した研究がありました [31,32]．

腰痛の治療プログラムは，すべての研究で約1時間，平均回数は15.3（6〜30）回，期間は，10〜90日のプログラムでした [31]．トレーニング期間が終わってからの追跡調査は，4〜8週間までの短期間で測定しました．3つの研究では，3〜6ヵ月の中期間の追跡調査が行われました [31]．

これらの研究結果からピラティスが痛みや障害に対して，効果的であるという質の低〜中等度のエビデンス（科学的根拠）があります [12]．ピラティスをほかのエクササイズと比較したところ，中期間の追跡調査では，身体の機能（障害）の改善にわずかな効果がみられました [12]．腰痛への効果に関しては，エビデンスの質は低く，短期的効果がみられたのみでした [31]．

したがって，腰痛に対するピラティスの有効性については，いくつかの効果があるというエビデンスはありますが，ピラティスがほかの形式のエクササイズ（一般的な運動やマッサージなど）よりも優れているという決定的なエビデンスはありませんでした [12]．

そして，ピラティスのトレーニング研究による有害作用（健康上の問題）に関しての報告は数少なく，軽いもの（軽度の肩・膝の痛み，また背中の痛みが悪化して運動を中止した）が1つ報告されています [33]．しかし，研究方法に問題があり，エビデンスとしては質の低い研究と考えられます（ピラティスとほかのエクササイズの比較に含まれる研究のほとんどは，参加者が少なく，トレーニング期間も十分でないなどの状態でした）．今後，より質の高い研究が必要です [12,31]．

(2) 高齢者に対する効果

少子高齢化の進む日本において，高齢者がいつまでも元気で健やかに暮らすことは，個人にとっても，国にとっても重要なことです．また今後，豊かな経験と知識をもつ貴重な労働力としても期待されています．

加齢は，筋骨格の状態を悪化させ，身体活動を制限する可能性がありますが，痛みや不活動は，今後の人生に向けてできるだけ早く運動を開始することで解消できます [25]．

　高齢者のためのピラティスの利点を報告した研究は，非常に多くあります．際立っているのは，筋力，下肢の筋力，機能的能力，柔軟性の向上，腰の周囲径の減少などです[5]．それが影響して，QOL，生活満足度などの精神的な健康に関連した項目の向上も示されています[5]．その中でも特に，ピラティスの利点として，身体能力（筋持久力，柔軟性など）と動的バランスに改善がみられ，強いエビデンスを示しました[5,25]．

　次に，高齢者のマットピラティスに限定した身体的機能に対する研究をみてみましょう．

　マットピラティスは，高齢者の下肢の強度を改善することができ，動的バランス，柔軟性（股関節と腰），および高齢者の全身持久力（6 分間歩行能力テスト）にプラスの効果がありました[34]．しかし，静的バランスの改善はみられませんでした[34]．

　改善された動的バランスは，体幹の筋力の増加などのほかの関連要因の改善によるものかもしれません[34]．そして，安定した強い体幹は，上肢と下肢のより効率的な使い方ができ，その結果，高齢者のバランスおよび機能的性能をさらに促進することが考えられます．これは日常生活の活動を行う上で重要です[34]．マットピラティスには，老年期のバランスと身体的機能にとって重要なコアの安定性と筋力のエクササイズが含まれています．

　バランスを改善，転倒予防プログラム　継続的に週 2 回，中～高度な課題のバランス運動を実施し，合計 50 時間以上（週 2 回，1 回 1 時間として 6 ヵ月以上）積み重ねてのトレーニングを行うと効果が得られる[35]．

　ピラティスの利点は，特に身体能力と動的バランスにおいて強いエビデンスを示しました．これらの研究はまた，ピラティスが高齢者の健康に有益であり，加齢現象を遅くすることに貢献する可能性があることを示しています．特にマットピラティスは，床にマットだけを使用して，大多数ででき，手頃な価格で安全であることが証明されていると結論づけています[34]．

(3) 慢性的な筋骨格疾患への効果 ― 変形性膝関節症患者のための運動療法として

　ピラティスは，変形性膝関節症の患者のための運動療法として安全で効果的であるという強いエビデンスがあります[36]．

　運動の効果としては，痛みと筋力（すべての脚の筋力測定値）の改善が示されました[36]．

　これらの効果を得るために，表 1 のようなトレーニングが必要とされます[36]．またその研究で使用された具体的なピラティスの種目も示します．さらに運動療法と患者教育のプログラムが有効であることも示されています．

　このようにピラティスは，筋骨格疾患をもつ成人にとって安全で効果的な運動です．もし運動をしなければ，その人々は日常生活に支障が出て，座ったままになる危険性があります．ピラティスは，ほかのエクササイズに比べて際立って優れた点はみられませんでしたが（同等の効果），参加者はピラティスのグループエクササイズに特有の楽しみを感じたこと（心理社会的利点）を報告しており，それは運動の参加率へのプラス要因である可能性があります．様々な病状に対するピラティスのエクササイズに関するさらなる研究は，教育的な情報を提供し，（慢性疾患をもつ高齢者を含む）高齢者との関わりを改善する可能性があります[25,36]．

表1 慢性的な筋骨格疾患 （変形性膝関節症）の患者のための運動療法

期間：8〜12週間 頻度：週に3〜5回 1回当たりの時間：1時間（ウォームアップ10分，ピラティストレーニング40分，クールダウン10分）
具体的なピラティスの種目： ハンドレット，ワンレッグストレッチ，ダブルレッグストレッチ，クラム，ショルダーブリッジ，ヒップツイスト，シザーズ，サイドキック，シングルレッグサークル

＊回数は5回から始めて，患者の能力に合わせて徐々に増やしていきます．

（文献36より引用）

4 生理学的効果

(1) 骨の健康への効果

　ピラティスには心身を整える方法として，転倒のリスクを減らすことを目的としたバランスの取れた姿勢になるためのエクササイズが含まれているため，骨の健康を向上するために推奨されている運動様式です[22]．

　2つの骨折のリスクが高い集団を対象としたシステマティックレビュー（科学的根拠のレベルが高い論文）をみてみましょう．

　システマティックレビューとメタ解析の結果，45歳以上（45〜78歳）の成人女性にピラティスのトレーニング（平均頻度は，週2〜4回，1回45〜60分，トレーニング期間は12〜48週間の範囲）を行いましたが，骨密度は大幅に改善しないことを示しました[22]．その理由としては，1年以上のピラティスのトレーニングを行った研究は2件しかなく，骨が作り直される生理学的サイクルは4〜6ヵ月間続くため，少なくとも1年間は身体トレーニングを維持する必要があるからです[22]．したがって，多くの研究は，骨組織の適応を達成するのに十分な長さではなかったようです[22]．また，除脂肪量または脂肪量，毎日の身体活動行動，または食事などのほかの影響する因子も重要です．しかしこのような情報が，研究に不足しているため，分析では考慮されませんでした[22]．

　また，ほかのシステマティックレビューの結果では，骨折のリスクが高い人（骨密度が低い，脆弱性骨折の既往がある，または脆弱性骨折のリスクが中〜高程度で，99％が女性）においてもピラティスの効果は限られていました．理学療法士が監視する骨折のリスクが高い人へのトレーニング（週2〜3回，1回1時間，トレーニング期間は12〜48週間の範囲）研究では，QOLと身体機能が改善し，骨量が少ない閉経後の女性の痛みを軽減する可能性が報告されています[34]．そして，特に男性に関してのエビデンスは非常に質の低いものでした．骨折リスク，転倒または潜在的な害に対するピラティスの影響に関する情報はありませんでした[34]．

　これらの結果は，適格な研究がほとんどなく〔バイアス（偏り）のリスクが高く，参加者の人数が少ないため〕，示された効果は限定的です[34]．

　骨の健康に関する運動は，運動の種類によって骨密度への影響が変わる可能性があるた

め，骨の健康だけでなく，日常生活活動における身体機能を改善し，骨密度の低下に伴う転倒や骨粗鬆症関連の骨折を予防するために，多要素の筋力とバランスのトレーニングが推奨されています[34]．

　以上のように，ピラティスは，骨の健康には大きな改善をもたらさなかったことを示しています．しかし，いくつかの体重負荷姿勢でのバランストレーニングと筋肉強化を含むピラティストレーニングの多要素の性質は，閉経後の女性などの，骨折の危険性の高い集団の危険因子を改善するのに有益である可能性があります[22,34]．

　骨折の危険性の高い人のピラティスへの参加は，理学療法士の監視つきクラスや骨粗鬆症の専門知識をもつ資格のあるインストラクターによる正式な指導を検討する必要があります[22,34]．

コラム

骨盤底筋群，正しくトレーニングできていますか？

　多くのピラティスインストラクターは，ピラティスで骨盤底筋群の筋力を大幅に改善できると信じていますが，現代の科学ではどのようなことがいわれているのでしょうか．

　骨盤底筋群の役割は，臓器の支持，排尿，排便時における排出口の閉鎖と開口，骨盤帯の安定化，姿勢の保持，性的活動と多岐にわたります[37]．骨盤の底にある骨盤底筋群を鍛える体操で，尿失禁や軽度の骨盤臓器脱の治療として効果があるといわれています．

　しかし，最新のシステマティックレビューとメタ解析（科学的根拠が高い）でピラティスは，骨盤底筋（女性の腹圧性尿失禁）の機能に効果がない?!　という論文が出ています[38,39]．まだ骨盤底筋群に関する研究には一致した意見がないようです．

　ピラティスメソッドの「パワーハウス」と呼ばれる中心は，横腹筋，多裂筋，横隔膜，および骨盤底筋の筋肉で構成されており，身体の静的および動的な安定化に関与しています[38]．

　骨盤底筋群は，腹部・股関節と筋膜連結し，また姿勢（胸椎の後弯，腰椎屈曲，骨盤後傾位の誤った姿勢）により腹圧コントロールに及ぼす影響が異なります．

　健康な女性理学療法士の約30%が口頭での指示のみでは，腹腔内圧が上昇し骨盤底筋の下降（通常と逆方向の収縮）がみられ，適切に収縮させることができませんでした[40]．身体活動中の腹腔内圧の上昇した，骨盤底筋の効果のない（通常と逆方向の）収縮は，逆に骨盤臓器脱や尿失禁 などの骨盤底障害のリスクを高める可能性があります[41]．

　Lemos らは，ピラティスで，腹腔内圧が上がるようなトレーニングをする前に，骨盤底筋群を認識させ，そして正しい収縮の仕方を教える必要があると結論づけています[38]．同時に，正しい姿勢の学習もする必要があります[37]．

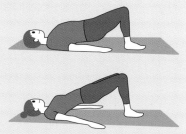

　骨盤底筋群に関する機能障害は，命を脅かす問題ではありませんが，それが改善することで QOL が高くなります．骨盤底筋群を正しくトレーニングして，より長く快適な生活ができると良いですね．

(2) 全身持久力とそれに関連する指標への効果

全身持久力の高い人は，心血管系疾患の罹患率や死亡率が低いことがいくつかの研究で明らかにされています[42,43]．またそれは，身体活動量との間にも強い関連性があります．

一般的なピラティスの運動強度は，3.0METsで中等度の運動とされています[44]．中等度の運動は，生活習慣病予防のために世界保健機関（World Health Organization：WHO），米国疾病予防管理センター（Centers for Disease Control and Prevention：CDC）などのガイドラインで推奨されています[45,46]．

しかし，ピラティスのトレーニング要素は多彩で運動内容は多岐にわたり，またインストラクターによってその内容も異なるため，報告されている運度強度より，その範囲は広いかもしれません．

急性効果（1回のピラティスセッション中の身体の反応）を報告したものでは，中級レベルの一般成人を対象とした高強度のセッションの平均酸素摂取量は，最大酸素摂取量の43％と運動強度が低く，心肺機能に変化をもたらすには十分な刺激でない可能性があります[47]．また中年女性が30分のピラティス初心者用プログラムを行ったところ，運動強度は2.6METsと低く，自覚的運動強度（RPE）は高い傾向にありましたが，心拍数や血圧上昇に対する影響は少ない傾向にありました．そのため，ピラティスは低い運動強度ではあるものの，安全なエクササイズであることが報告されています[48]．

次に，ピラティスのトレーニング研究に関する全身持久力への影響をみてみると，効果がみられないものがほとんどで，高齢者にマットピラティスを行った研究のみ効果がみられ，かなり限定的でした[35]．

しかし，その評価は，6分間歩行試験（6MWT）（高齢者の全身持久力を評価するためのテスト）によって行われました．そのテストは，性別，身長，BMI（体格指数），疾患の状況，筋力などの影響を受けます[35]．マットピラティスのトレーニング後の，6MWTによって測定された歩行の改善は，被験者の下肢の筋力の改善に間接的に関連している可能性があります[35]．

また，ほかのトレーニング研究では，脂質異常症〔血中脂質またはリポタンパク質レベル（総コレステロール），低密度リポタンパク質およびトリグリセリドの血漿濃度の上昇，低濃度の高密度リポタンパク質〕の改善に効果的ではないことを指摘しています[5]．これは，ピラティスの運動強度や時間（期間），食事などの条件が十分でなかったことが関係していると思われます．

WHOの「身体活動・座位行動ガイドライン」(2020)[49]では，「座りすぎの時間を減らすべきです．座位時間を身体活動（強度は問わない）に置き換えることで，健康効果が得られます」という方針で，「少しの身体活動でも，何もしないよりは良い」という考え方を示しています（表2）．

そのためピラティスは，初心者や運動不足の中高年者にとって，プログラムを工夫することにより，安全に行うことができる運動で，また座りすぎによる健康への悪影響を予防する可能性があります．

表2 **WHO 身体活動・座位行動ガイドライン**

> 1．一般成人（18 〜 64 歳）
> （1）有酸素性運動：1 週間 150 分以上の中等強度（3 〜 6METs ＊）
> 　または 75 分以上の高強度（6METs 以上）
> （2）筋力トレーニング：週 2 日以上の中等強度（8 〜 12 回繰り返すことができる重さ）以上
> 　＊65 歳以上も基本のガイドラインは，上記と同様
> 2．高齢者（64 歳以上）
> 一般成人と同様に（1），（2）にプラスして，
> （3）マルチコンポーネント身体活動：機能的な能力の向上と転倒予防のために，週の身体活動の一環として，
> 機能的なバランスと筋力トレーニングを重視した多様な要素を含む身体活動（マルチコンポーネント身体活動）
> を週 3 日以上，中強度以上の強度で行うべきである．

＊METs：運動強度の単位で，安静時を 1 としたときと比較して何倍のエネルギーを消費するかで活動の強度を示したもの[50]．参考までにウォーキングは 3METs．

（文献 49 より引用）

5 心理学的効果

　心と身体はつながっていて（心身相関）で，身体の機能が向上すると心理的状態にも影響を及ぼします．したがって，今まで（身体的機能，生理的機能）で扱った内容と重複するものもあります．

(1) ピラティスとメンタルヘルス

　感情・心理に関する報告では，感情の状態は，人の機能に重要な役割を示しています[51]．そして一定のリズムのゆっくりとした深い呼吸とボディスキャン（身体の各部位に意識を集中させ，「ありのままの状態を観察する」方法）は，自律神経の自己調整機能を高め，ストレス耐性も向上させることも報告されています[52]．

　またピラティスは，一般的にうつ症状，不安症状，疲労感，エネルギーの感情に統計的に大きな改善があることが報告されています[53]．

(2) 閉経期の女性のメンタルヘルス

　身体的に活動的でない女性は，閉経期に身体的および精神的健康上の問題を経験する可能性があることが報告されています[16]．そして，大多数の女性は精神医学的問題がなく更年期を過ごしていますが，女性の約 20％ がこの時期にうつ病を経験しています[16]．

　最新の研究では，ピラティスは，レジスタンストレーニング，エアロビクス，ウォーキング，水中運動と並んで，閉経後の女性の身体的および精神的健康の改善に有益であることが明らかになりました[16]．ピラティスは，更年期の女性の体力，機能的能力，そして，QOL にプラスの効果があることが報告されています[16]．

　いくつかの研究の中で，閉経後の女性に対して精神的健康の指標の改善のために週 2 回，35 分（＋ウォームアップ，クールダウン各 10 分），12 週間，ピラティストレーニングを行い，睡眠の質，不安，うつ病，および疲労が改善したことを示しています[16]．

　この結果から，閉経期の女性は，医師に相談した後，体育の専門家や理学療法士などのその地域の専門家が提供する運動プログラムを行うことを強く勧めています[16]．

(3) 高齢者のメンタルヘルス

　高齢者のメンタルヘルスの不調の原因となるものに，脳の老化そのものに関係する認知症と，老年期に特有の様々な喪失体験（家族や身近な人との死別，退職など），加齢による身体機能の低下や慢性的なストレスによる抑うつ状態があります．これは老年期うつ病といわれる状態で，認知症と症状が似ていることから診断や治療が難しく，知らないうちに症状が進行してしまうというケースがあります[54]．ピラティスは短期記憶障害（認知障害）を有する高齢者に利益をもたらし，肺機能も改善するとされています[5]．そして，QOL，生活満足度，および健康状態の認識の改善に加えて，機能的自律性および睡眠の質の改善も報告されています[5]．

　メンタルヘルスに関する研究の多くが，身体機能の改善と共に高齢者のためのピラティスの利点を報告しています．際立っているのは，機能的な効果（筋力，下肢の筋力，機能的能力など）に加え，健康知覚，QOL，生活満足度，情緒的健康の向上がみられました[5]．

　運動をすると爽快感が得られる，緊張がほぐれて良く眠れるなどの直接的な効果もありますが，身体の機能が改善されたことが，心の健康につながることが考えられます．

　これまで述べてきたように，ピラティスは加齢による心身の変化やストレス社会に生きる現代人にとっても有効なエクササイズであると考えられます．

▌おわりに

　ピラティスは，「心と身体の完璧なバランスは，人類の究極の目標—健康と幸福—を手に入れるために不可欠な身体的，精神的な力を与えてくれる」と述べています[23]．

　日本人は，寿命の延伸と共に不健康な寿命も長いといわれています．本章では，主にその原因とされている要因に対して，ピラティスの効果を述べてきました．前述のように，ピラティスは高齢者の機能的効果，変形性膝関節症に関しては比較的強いエビデンスがありました．そのほかに関しては，研究の質に問題があり，まだわからないことも多いですが，様々な恩恵があることが予想されます．

　WHOの「身体活動・座位行動ガイドライン」で述べられているように，私たちは座りすぎの時間を減らすべきです．座位時間を身体活動（強度は問わない）に置き換えることで，健康効果が得られます．WHOは「少しの身体活動でも，何もしないよりは良いです」という方針を発表しています．ピラティスのトレーニング要素は多彩であり，時間（1種目1分程度）や目的に合わせて種目を選んで行うことも可能です．そして，特にマットピラティスは，畳1畳分のスペースで，自宅でもできるエクササイズであるため，手軽に楽しんでいただきたいと思います．ピラティスに親しむことを長く続けることにより，個人のQOLの向上，さらには日本人の健康づくりへも貢献できることが考えられます．現在までのところ，腰痛に関するエビデンスは高くありませんでしたが，筆者自身もピラティスに出会う前は，

季節の変わり目に急性腰痛症（ギックリ腰）に悩まされていました．今は改善して快適に過ごしています．人生 100 年時代，心身共に健康で美しい身体を手に入れ，より良い生活をより長く楽しむために，本章が，その一助になれば嬉しく思います．今後，ピラティスの普及とますますの研究の発展を期待したいと思います．

第11章 まとめ

> 健康寿命という視点で，ピラティスの身体効果に対する学術的根拠を調べると，高齢者の機能的効果，変形性膝関節症に関しては比較的強いエビデンスがありました．そのほかに関しては，研究の質に問題があり，まだわからないことも多いものの，ピラティスは様々な恩恵があることが予想されるエクササイズといえるでしょう．今後，ピラティスの普及とますますの研究の発展が期待されます．

文 献

1) EurekAlert！：Globally, 1.4 billion adults at risk of disease from not doing enough physical activity. https://www.eurekalert.org/news-releases/497588 （2022 年 8 月 18 日アクセス）

2) 厚生労働省：平成 26 年度厚生労働省白書〜健康・予防元年〜．図表 2-2-1 リスク要因別の関連死亡者数（2007 年）．https://www.mhlw.go.jp/wp/hakusyo/kousei/14/backdata/1-2-2-01.html（2022 年 8 月 18 日アクセス）

3) 内閣府：平成 30 年版高齢社会白書（全体版）．2．健康・福祉．https://www8.cao.go.jp/kourei/whitepaper/w-2018/html/zenbun/s1_2_2.html（2022 年 8 月 20 日アクセス）

4) 厚生労働省：2019 年国民生活基礎調査の概況．https://www.mhlw.go.jp/toukei/saikin/hw/k-tyosa/k-tyosa19/index.html（2022 年 8 月 20 日アクセス）

5) Pereira MJ, et al：Benefits of Pilates in the elderly population：A systematic review and meta-analysis. Eur J Investig Health Psychol Educ 12：236-268, 2022

6) Chodzko-Zajko W, et al：Successful aging：The role of physical activity. Am J Lifestyle Med 3：20-28, 2009

7) 日本介護予防協会：健康寿命とは何を意味する？ https://www.kaigoyobou.org/useful_blog/2095/（2022 年 8 月 20 日アクセス）

8) 日本整形外科学会：よくある質問；運動器のしくみ．https://www.joa.or.jp/public/about/locomotorium.html（2022 年 8 月 20 日アクセス）

9) e- ヘルスネット：身体活動．https://www.e-healthnet.mhlw.go.jp/information/dictionary/exercise/ys-031.html（2022 年 8 月 20 日アクセス）

10) Wu A, et al：Global low back pain prevalence and years lived with disability from 1990 to 2017：estimates from the Global Burden of Disease Study 2017. Ann Transl Med 8：299, 2020

11) 厚生労働省：2019 年国民生活基礎調査の概況．健康状況（自覚症状の状況）．https://www.mhlw.go.jp/toukei/saikin/hw/k-tyosa/k-tyosa19/dl/04.pdf（2022 年 8 月 20 日アクセス）

12) Geneen LJ, et al：Physical activity and exercise for chronic pain in adults：an overview of Cochrane Reviews. Cochrane Database Syst Rev 4：CD011279, 2017

13) Yoshimura N, et al：Prevalence of knee osteoarthritis, lumbar spondylosis, and osteoporosis in Japanese men and women：the research on osteoarthritis/osteoporosis against disability study. J Bone Miner Metab 27：620-628, 2009

14) Safiri S, et al：Global, regional and national burden of osteoarthritis 1990-2017：a systematic analysis of the Global Burden of Disease Study 2017. Ann Rheum Dis 79：819-828, 2020

15) 健康長寿ネット：変形性膝関節症．https://www.tyojyu.or.jp/net/byouki/henkeiseikansetsushou/about.html（2022 年 8 月 20 日アクセス）

16) Sheetal K, et al：Impact of physical activity on physical and mental health of postmenopausal

women：a systematic review. J Clin Diagn Res 16：1-8, 2022

17) 労働政策研究・研修機構：働く女性の更年期離職. https://www.jil.go.jp/researcheye/bn/070_211105. html（2022 年 8 月 20 日アクセス）

18) WHO：Depression. https://www.who.int/en/news-room/fact-sheets/detail/depression（2022 年 8 月 20 日アクセス）

19) 厚生労働省：令和 2 年（2020）患者調査の概況. https://www.mhlw.go.jp/toukei/saikin/hw/kanja/20/ index.html （2022 年 8 月 20 日アクセス）

20) 厚生労働省：みんなのメンタルヘルス. うつ病. https://www.mhlw.go.jp/kokoro/know/disease_ depressive.html（2022 年 8 月 20 日アクセス）

21) 日本整形外科学会：骨粗鬆症. https://www.joa.or.jp/public/sick/condition/osteoporosis.html （2022 年 8 月 20 日アクセス）

22) Fernández-Rodríguez R, et al：Effectiveness of Pilates and Yoga to improve bone density in adult women：A systematic review and meta-analysis. PloS One 16：e0251391, 2021

23) Joseph Hubertus Pilates（著），川名昌代（翻訳）：コントロロジー――ピラティス・メソッドの原点. 万来舎，東京，2009

24) Gallagher S, et al：The Pilates method of body conditioning：Introduction to the core exercises. Bainbridge Books, 1999

25) Denham-Jones L, et al：A systematic review of the effectiveness of Pilates on pain, disability, physical function, and quality of life in older adults with chronic musculoskeletal conditions. Musculoskeletal Care 20：10-30, 2022

26) NCD Risk Factor Collaboration：Trends in adult body-mass index in 200 countries from 1975 to 2014：a pooled analysis of 1698 population-based measurement studies with 19.2 millon participants. Lancet 387：1377-1396, 2016

27) 厚生労働省：平成 29 年度「国民健康・栄養調査」の結果. https://www.mhlw.go.jp/stf/houdou/0000177189 _00001.html（2022 年 8 月 18 日アクセス）

28) スポーツ庁：令和元年度体力・運動能力調査結果の概要及び報告書について. http://www.mext.go.jp/ sports/b_menu/toukei/chousa04/tairyoku/kekka/k_detail/1421920_00001.htm（2022 年 8 月 18 日アクセス）

29) 厚生労働省：健康日本 21（身体活動・運動）. https://www.mhlw.go.jp/www1/topics/kenko21_11/ b2.html（2022 年 8 月 18 日アクセス）

30) National Institute for Health and Care Excellence：Workplace health：management practices, 2016. https://www.nice.org.uk/guidance/ng13/（2022 年 8 月 20 日アクセス）

31) Yamato TP, et al：Pilates for low back pain. Cochrane Database Syst Rev 2015：CD10265, 2015

32) 日本整形外科学会診療ガイドライン委員会ほか編：腰痛診療ガイドライン 2019，改訂第 2 版. https:// minds.jcqhc.or.jp/docs/gl_pdf/G0001110/4/Low_back_pain.pdf（2022 年 8 月 20 日アクセス）

33) Engers PB, et al：The effects of the Pilates method in the elderly：a systematic review. Rev Bras Reumatol Engl Ed 56：352-365, 2016

34) McLaughlin EC, et al：The effects of Pilates on health-related outcomes in individuals with increased risk of fracture：a systematic review. Applied Physiol Nutr Metab 47：369-378, 2022

35) Bueno de Souza RO, et al：Effects of mat Pilates on physical functional performance of older adults： a meta-analysis of randomized controlled trials. Am J Phys Med Rehabili 97：414-425, 2018

36) Raposo F, et al：Effects of exercise on knee osteoarthritis：A systematic review. Musculoskeletal Care 19：399-435, 2021

37) 田舎中真由美ほか：骨盤底筋トレーニングのための基礎と実践. 体力科学 71：255-261, 2022

38) Lemos AQ, et al：The Pilates method in the function of pelvic floor muscles：Systematic review and meta-analysis. J Bodyw Mov Ther 23：270-277, 2019

39) Bø K, et al：There is not yet strong evidence that exercise regimens other than pelvic floor muscle training can reduce stress urinary incontinence in women：a systematic review. J Physiother 59： 159-168, 2013

40) Bø K, et al：Constriction of the levator hiatus during instruction of pelvic floor or transversus abdominis contraction：a 4D ultrasound study. Int Urogynecol J Pelvic Floor Dysfunct 20：27-32, 2009

41) Eliasson K, et al：Urinary incontinence in very young and mostly nulliparous women with a history of regular organised high-impact trampoline training：occurrence and risk factors. Int Urogynecol J Pelvic Floor Dysfunct 19：687-696, 2008

42) Kodama S, et al：Cardiorespiratory fitness as a quantitative predictor of all-cause mortality and cardiovascular events in healthy men and women：a meta-analysis. JAMA 301：2024-2035, 2009

43) Carnethon MR, et al：Prevalence and cardiovascular disease correlates of low cardiorespiratory fitness in adolescents and adults. JAMA 294：2981-2988, 2005

44) Ainsworth BE, et al：Compendium of physical activities：a second update of codes and MET values. Med Sci Sports Exerc 43：1575-1581, 2011

45) WHO：健康のための身体活動に関する（WHO）国際勧告. https://www.nibiohn.go.jp/files/kenzo20120306.pdf（2022 年 8 月 20 日アクセス）

46) CDC：How much physical activity do adults need? https://www.cdc.gov/physicalactivity/basics/adults/index.htm（2022 年 8 月 20 日アクセス）

47) Spilde SA, et al：Physiological responses to Pilates and yoga training. Cardiopulm Rehabil Prev 25：308, 2005

48) 丹後亮子ほか：ピラティスの初級者用エクササイズプログラムの運動強度と運動中および運動後の心血管系応答：速歩との比較から. 日本体育大学スポーツ科学研究 1：13-21, 2012

49) 日本運動疫学会ほか：WHO 身体活動・座位行動ガイドライン（日本語版）. http://jaee.umin.jp/doc/WHO2020JPN.pdf（2022 年 8 月 20 日アクセス）

50) e-ヘルスネット：メッツ METs. https://www.e-healthnet.mhlw.go.jp/information/dictionary/exercise/ys-004.html（2022 年 8 月 20 日アクセス）

51) Hodges PW, et al：Spinal control：The rehabilitation of back pain, state of the art and science. Churchill Livingstone Elsevier, Toronto, 257, 2013

52) Brown RP, et al：The healing power of the breath; simple techniques to reduce stress and anxiety, enhance concentration, and balance your emotions. Shambhala Publications, Boulder, 9-32, 2012

53) Fleming KM, et al：The effects of pilates on mental health outcomes：A meta-analysis of controlled trials. Complement Ther Med 37：80-95, 2018

54) 健康長寿ネット：高齢者のメンタルヘルス. https://www.tyojyu.or.jp/net/kenkou-tyoju/tyojyu-kokoro/koreisha-mental-health.html（2022 年 8 月 20 日アクセス）

（早川洋子）

第12章 ピラティス研究報告

1 ピラティス実践による生理学的側面，脳血流量に対する一過性効果

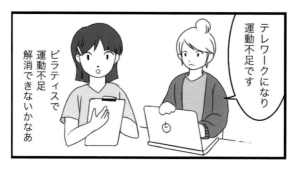

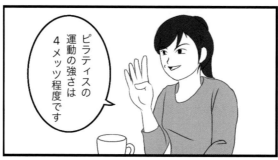

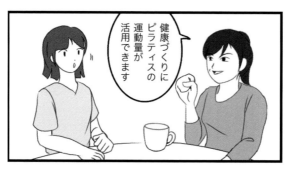

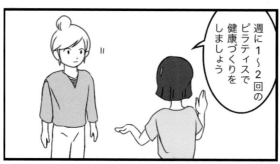

「ピラティスは，どれくらいの消費カロリーになるのだろう」，「ピラティスって頭も使う感じ，認知症にも効果があるのかな」などと，興味をもたれる人が多くいます．そこで本稿では，多くの人が興味をもたれるこれらの生理的な項目について検討した研究について紹介していきます．

1 ピラティス実践による生理学的側面，脳血流量の測定方法

20 〜 50 歳台の女性ピラティスインストラクターを対象に，生理学的側面・脳血流量の測定を行いました．生理学的側面については 29 名（表 1），脳血流量についてはそのうちの 7 名を測定しました．ストレッチをピラティスと比較する運動種目とし，両種目の測定を行いました．認知機能については，様々な測定方法で検討が行われていますが，脳血流量と認知機能が関係することから[1]，ここでは運動前後の脳血流量を測定しました．なお，両種目の測定はいずれも参加者の性周期を考慮し，生理終了後から排卵日の期間に行いました．

心拍数については，ポラール心拍計を装着し，運動中の心拍数を測定しました．呼気ガス測定は，携帯式呼気ガス代謝モニター（メータマックス 3B，コールテックス社，ドイツ）を使用し，ピラティス実践前の安静座位時（5 分間）および運動（ピラティスおよびストレッチ）実践中の酸素摂取量，呼吸商，運動強度を測定し，平均値を算出しました（図 1）．

脳血流量の測定については，光による脳機能イメージング法である近赤外分光法（near infrared spectoroscopy：NIRS）を用い（図 2），機能的近赤外光イメージング装置（島津製作所）を使用して認知機能テスト（ストループテスト）実施中の脳血流量（脳賦活反応）を評価しました．測定および運動のタイムスケジュールは表 2 の通り実施しました．

表 1　対象者の特徴

	平均値		標準偏差
年齢，歳	45.4	±	8.4
20 歳台，%（人）	7.0 (2)		
30 歳台，%（人）	17.2 (5)		
40 歳台，%（人）	37.9 (11)		
50 歳台，%（人）	37.9 (11)		
BMI，kg/m^2	20.3	±	1.9
体脂肪率，（%）	23.2	±	5.3
ピラティス経験年数，年	7.9	±	2.8
インストラクター歴，年	6.3	±	2.7

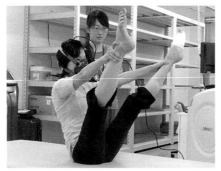

図1 呼気ガス測定の様子

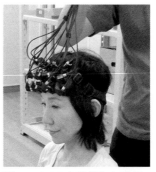

図2 NIRSを装着した様子

表2 測定および運動のタイムスケジュール

	測定項目	測定時間
運動前	① 認知機能測定（練習）	10分
	② 休憩	2分
	③ 認知機能測定（1回目）	8分
運動実践	④ 運動	ピラティス約15分，ストレッチ約30分
運動後	⑤ 休憩	10分
	⑥ 認知機能測定（2回目）	8分

2 本研究の結果

　ピラティスの方がストレッチと比べ，身体に掛かる負荷は大きいと考えられました．表3および図3〜6に酸素摂取量，呼吸商，運動強度，心拍数の結果を示しました．全項目において，ピラティス群はストレッチ群と比べ，有意に高い値が得られました（$p < 0.05$）．

　脳血流量については，ピラティスおよびストレッチの実践は前頭前野のほとんどの領域を賦活させることに効果的であることが示唆されました．得られる効果についてはピラティスとストレッチでは違いを認められませんでした．

まとめ

　女性ピラティスインストラクターを対象として，ピラティスおよびストレッチ実践による生理学的側面（酸素摂取量，呼吸商，運動強度，心拍数）の一過性効果として，ピラティスはストレッチよりも運動強度が高く，身体へより大きな負荷の掛かる運動であることが明らかとなりました．本研究でのピラティスの運動強度は約4.0METsでした．4.0METsの運動の例として自転車に乗る（16.0km/時以下），水中ウォーキング（軽度）やアクアビクスがあり，本研究で行ったピラティスはそれらの運動と同等の強度であると考えられます．一方，本研究でのストレッチの運動強度は約2.0METsでした．

表3　ピラティスおよびストレッチ実践中の心肺機能の結果

	ピラティス		ストレッチ	
	平均値	標準偏差	平均値	標準偏差
酸素摂取量，mL/（kg・分）	12.58	± 1.22	6.46	± 0.78
呼吸商，%	0.88	± 0.36	0.82	± 0.37
運動強度，METs	3.99	± 0.39	2.05	± 0.25
心拍数，回/分	97.5	± 10.4	71.7	± 7.3

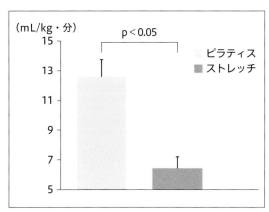

図3　ピラティスおよびストレッチ実践中の酸素摂取量

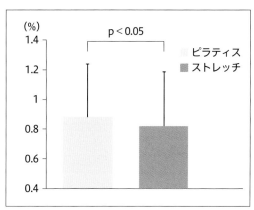

図4　ピラティスおよびストレッチ実践中の呼吸商

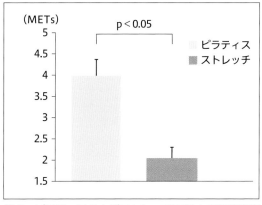

図5　ピラティスおよびストレッチ実践中の運動強度

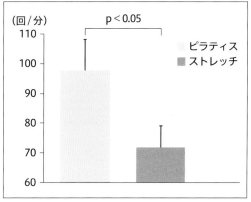

図6　ピラティスおよびストレッチ実践中の心拍数

　2.0METs 程度の動作として料理（立位），洗顔，洗濯などが挙げられ，非常に低強度な運動であると考えられます．

　脳血流量の賦活の一過性効果については，ピラティスおよびストレッチの実践が前頭前野のほとんどの領域を賦活させることに効果的であると示唆されました．本研究では，ピラティスがストレッチよりも脳賦活がより顕著に生じるという仮説のもとで検証を行ったものの，その仮説を支持しない結果となりました．本研究結果からはピラティスの方が脳賦活に有効であるというメッセージを出すことには慎重になる必要があると考えられます．本研究

対象はピラティスインストラクターであり，日頃より慣れ親しんだ運動種目であり，慣れにより脳賦活に対する運動効果が軽減した可能性もあります．また，本研究では対象者にDVDを用いて事前にストレッチについて学習をしてもらっていたものの，普段から慣れた動作ではない点からも過剰に脳賦活が生じた可能性も考慮する必要もあると考えられます．

◥ 文 献

1) Lucas SJ, et al : Effect of age on exercise : inducedalterations incognitive executive functionl relationship to cerebral perfusion. Exp Gerontol 47 : 541-551, 2012

（大月直美）

2 短時間のピラティス実践が気分に与える一過性効果

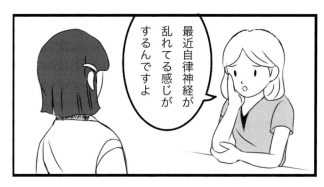

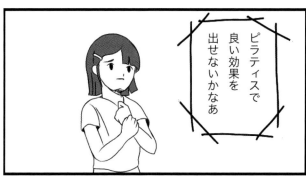

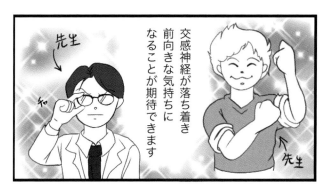

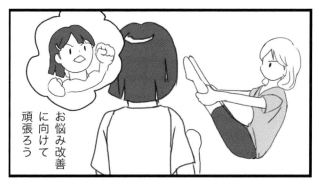

ピラティスを実践している人の中には，ピラティスを実践した後に「あ〜，少し頭がスッキリした」や「ふぅ〜，なんだか落ち着いた」といった自身の気分の変化や自律神経の変化を感じる機会も多いのではないでしょうか．そこで，本稿では，ピラティスの実践が気分や自律神経に与える影響を検討した研究について紹介していきます．

>> 1 ピラティス実践が気分に与える影響

　女性ピラティスインストラクター29名を対象に，ピラティスの実践前後において気分と自律神経にどのような変化がみられるのかを検証しました．こういった検討を行う場合には，ピラティスと比較するための別の運動実践が必要となります．そこで本研究では，比較する運動種目としてストレッチを用いました．ピラティスはピークピラティスの初級用エクササイズ29種目を行い，実践時間は約15〜20分となります．一方，ストレッチは約30分間DVDを見ながら座位および臥位を中心に構成されたストレッチを行いました．

　気分の評価には①二次元気分尺度，②日本語版PANASといった2つの評価を使用しました．二次元気分尺度では，活性度，安定度，快適度，覚醒度といった気分の側面を知ることができます．日本語版PANASでは，ポジティブ度，ネガティブ度といった気分の側面を知ることができるといわれています．まずは，ピラティスの実践前後における気分の変化の結果を図1に示します．図1に示している水色の線がピラティスの変化を示し，青色の線はストレッチの変化を示しています．グラフを見てわかるように，ピラティスの実践によって気分の活性度，快適度，覚醒度，ポジティブ度は増加傾向を示し，ストレッチでは，低下傾向を示しています．さらにグラフを詳細に見ると，「有意に変化」と示されている箇所があります．それらは実践前後の点数において統計学的に有意な差があったことを表します．本研究で使用した気分の指標は点数が高ければ高いほど，その側面の度合いが高いことを示しています．つまり，ピラティス前後において活性度，快適度，覚醒度，ポジティブ度の4側面は有意に向上といった好ましい変化が示されたことより，ピラティスを実践することはこれらの気分の側面に良好な影響を与えることが明らかになりました．また，ストレッチに関しては活性度，覚醒度，ポジティブ度において有意な低下といった変化がみられました．「有意に低下」と聞くと，悪くなった印象をもたれる人が多いと思いますが，必ずしもそうではありません．活性度や覚醒度が有意に低下したということは，「リラックスして落ち着いた」や「身体が休まった気がする」という気分の変化が得られた可能性があります．今回の結果においてポジティブ度が有意に低下していますが，反対の意味をもつネガティブ度は高まっていません．また，安定度，ネガティブ度については，グラフを見るとピラティスとストレッチはどちらも同じような変化を示しています．これらの気分の側面に与える影響については，ピラティスとストレッチの間に大きな違いはないといった解釈ができます．

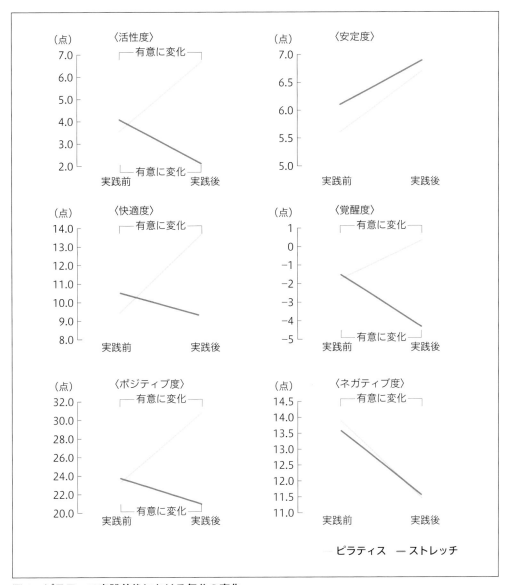

図 1　ピラティス実践前後における気分の変化

2　ピラティス実践が自律神経に与える影響

　次に、ピラティス実践が自律神経に与える影響について述べていきます。自律神経には交感神経と副交感神経があります。交感神経とは日中に運動していたり、緊張をしていたりするときに優位になる神経であり、活発に活動できるように身体を整えます。副交感神経は寝ているときやリラックスしているときに優位になる神経であり、身体を休ませるようにコントロールしています。自律神経の測定は、指先から脈拍を検出するパルスプラスアナライザー TAS9（YKC 社、東京）を使用しました。TAS9 では指先から脈拍を検出し、心拍として分析を行います。ヒトの心拍には誰でも揺らぎがあり、この揺らぎのことを心拍変動とい

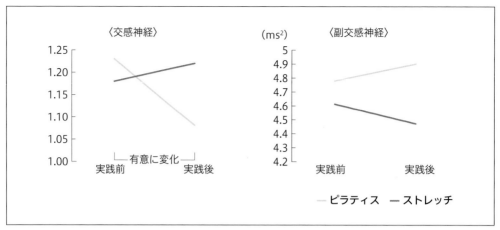

図2　ピラティス実践前後における自律神経の変化

います．TAS9では，心拍変動を時間領域と周波数領域で分析し，低周波成分と高周波成分を算出します．高周波成分は副交感神経を反映し，低周波成分は交感神経と副交感神経の両方を反映しています．そして，低周波成分と高周波成分の比は相対的な交感神経の指標として用いられています．そこで本研究[1]では，低周波成分と高周波成分の比を交感神経の指標とし，高周波成分を副交感神経の指標としました．

　ピラティスの実践前後における自律神経の変化の結果を示します(図2)．グラフの見方は先程と同様となります．交感神経において，ピラティスとストレッチはグラフの傾きが異なるようにみえます．しかし，これらの傾きの差は，統計学的に違いがあるかもしれないといった有意傾向にとどまる結果でした．つまりピラティスとストレッチの変化に有意な違いがあるとはいえませんでした．しかしながら，ピラティス実践によって交感神経は有意に低下するといった変化が示されました．副交感神経はピラティスもストレッチも傾きは穏やかであり，大きな変化は認められませんでした．したがって，ピラティスとストレッチはいずれの場合も副交感神経に影響を与える可能性は低いといえます．一方で，ピラティス実践は交感神経を低下させる（落ち着かせる）可能性があると考えられます．

　本稿ではピラティスの実践が気分や自律神経に与える影響を検討した研究結果を示しました．本研究では対象人数が十分に多いとはいえないこと，対象者が女性に限られていること，運動強度に違い（ピラティス：4.0METs，ストレッチ：2.0METs）があることなどいくつかの限界がありますが，ピラティス実践に取り組んでいる人が日頃より感じていた感覚と近い結果が多かったのではないでしょうか．

まとめ

　最後に本稿を表1にまとめます．ピラティスは主に活性度，快適度，覚醒度といった気分を高めることや交感神経を低下させる（落ち着かせる）ことに効果的でした．一方，ストレッチは活性度や覚醒度といった気分を落ち着かせることに効果的でした．本研究によっ

表 1　**本研究のまとめ**

		ピラティス	ストレッチ
気分	活性度	高める	落ち着かせる
	安定度	高める	
	快適度	高める	変わらない
	覚醒度	高める	落ち着かせる
	ポジティブ度	高める	下げる
	ネガティブ度	下げる	
自律神経	交感神経	落ち着かせる	変わらない
	副交感神経	変わらない	

て，ピラティスは短時間で身体への適度な負荷を掛け，気分や自律神経にも良好な影響を与え得る運動であることがわかりました．

文 献

1) 藤井啓介ほか：短時間のピラティス実践が成人女性の気分に与える一過性効果．第 71 回日本体力医学会大会，盛岡，2016

（藤井啓介・大藏倫博）

3 短期間のピラティス実践が 中高年女性の身体組成および身体機能に与える影響

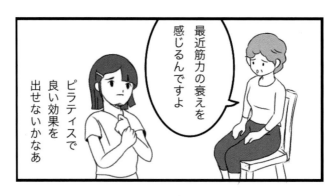

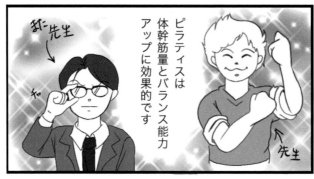

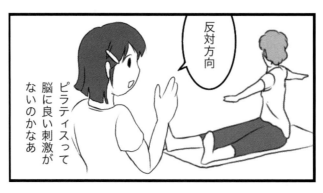

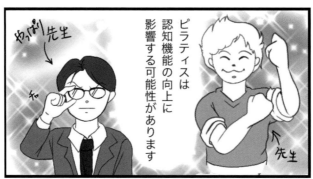

ポイント

本稿では，日本人中高年女性48名を対象に10週間ピラティスを実践してもらい，身体機能や身体組成に対する効果を検討した研究を紹介していきます．

1 研究の概要

ピラティスが身体の健康づくりに良いということは，これまでの経験の中で実感されてきたかと思います．また，過去の研究からも，ピラティスの実践が様々な身体的健康につながることが報告されてきました．しかしこれまでの知見は海外での研究成果が多く，日本人を対象とした研究はほとんどありませんでした．そこで私たちは，中高年女性48名を対象として，10週間のピラティス教室を実施し，身体組成（体脂肪率や筋量）や身体機能に対する効果を検証しました[1]．

研究参加者は地域情報誌の広告により募集を行い，参加基準（①40〜69歳女性，②ピラティス経験がない者，③現在，運動習慣がない者）を満たした48名を対象としました．今回の研究では，ピラティスの効果を検証するために，48名をくじ引きによりピラティス実践群（介入群）と健康講話群（比較対照群）にランダムに振り分けました．介入群には，週に2回，1回60分のピラティス教室を実施しました．教室はインストラクターの指導によるマットピラティスとし，表1に記載した種目を中心にプログラムを構成し，段階を追って実施しました．また，比較対照群には月1回の健康講話を行い，研究期間中はこれまで通りの生活を行うようにお願いしました．

身体組成および身体機能の評価は，教室に参加する前と10週間の教室終了後に実施し，介入前後で各項目が改善したかどうかを検証しました．体組成の評価には，業務用マルチ周波数体組成計（MC-980A，タニタ社）を用いました．この機器は，家庭にあるような体重計と同じような機能を有していますが，より高い精度で体脂肪量や筋量を推定することができます．また，身体機能の評価には，開眼・閉眼重心動揺（静的バランス能力），長座体前屈（柔軟性），Timed up & Go test（歩行能力），全身選択反応時間（反応性），握力（上肢筋力）を用いました．これらの指標の多くは将来的な健康状態と関連することが報告されているため，中高年世代の健康づくりを考えた際にはどれも重要な指標となります．

2 研究の結果

早速，研究結果をご紹介します．10週間の介入前後での身体組成の変化のグラフを図1に示しています．水色線が介入群，青線が比較対照群の結果を示しています．身体組成において，統計的に意味のある変化を示した項目は，体幹部の筋量のみであり，介入群において約0.3kgの増加が認められました．ピラティスは，特に体幹部のインナーマッスルを意識し

表 1　実施種目一覧

アイソ・アブス	ロール・アップ	ソー	マーメイドストレッチ
ブリージング	ワン・レッグ・サークル	スワン	シール
インプリンティング	ローリング・ライク・ア・ボール	ショルダー・ブリッジ	プッシュアップ
ヘッド・ノッズ	シングルレッグ・ストレッチ	サイドキック	ウォールロールダウン
サービカル・カール	ダブルレッグ・ストレッチ	フロント＆バック	ウォールアーム
ニー・フォールド	シザーズ	アップ＆ダウン	バランス
ニー・スプレッド	ロワー・リフト	パッセ	アーム
リブケージ・アーム	クリス・クロス	サークル	
シーテッド・トラッキング	スパイン・ストレッチ・フォワード	インナーサイリフト＆サークル	
フライト	オープン・レッグ・バランス	ティーザー	
ハンドレッド	コーク・スクリュー	スイミング	

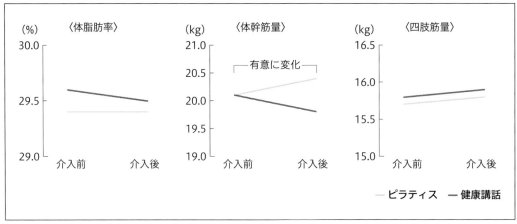

図 1　10 週間の介入前後における身体組成の変化

て実施する種目が多くあります．そのため，参加者からもお腹のあたりに効いているという声がよく聞かれました．本研究結果は，こうした現場の感覚ともマッチするものであったといえます．一方で，体脂肪率については有意な変化は認められませんでした．体脂肪を燃やすには，ピラティスだけでなく，食事のコントロールはもとより，ウォーキングなどの有酸素運動を組み合わせて実施するのが良いと考えられます．今後は，より長期的な実施によって体組成がどのように変化していくのかについてさらなる検証が求められます．また，今回体組成の評価に用いた機器は，生体電気インピーダンス法という手法にもとづいて，筋量や脂肪量を算出していますが，あくまで推定値にすぎないため過信は禁物です．

　図 2 には，身体機能の結果を示しました．今回の研究では，閉眼時の重心動揺矩形面積においてのみ，介入群のみ有意傾向な低下（改善）が認められました．重心動揺矩形面積は，立位姿勢時の重心のふらつきの指標であり，値が小さければ小さいほど静的なバランス能力

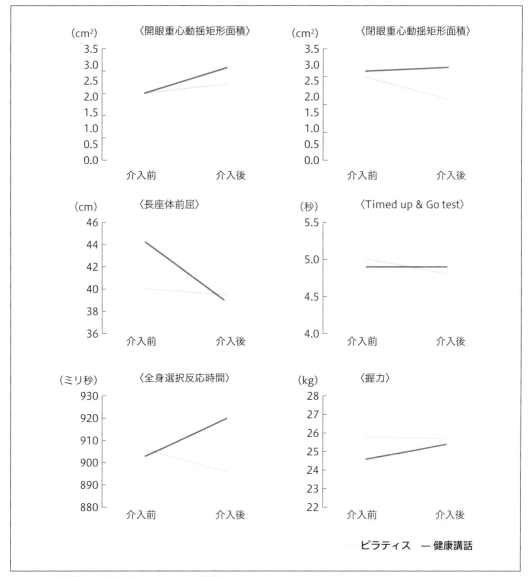

図 2　10 週間の介入前後における身体機能の変化

が高いことを示します．特に閉眼時は，姿勢制御機序として重要な視覚的なフィードバックがないため，体性感覚や自己身体認識を用いた姿勢制御が重要となります．ピラティスは，自分の身体がどのように動いているかを強く意識するエクササイズであるため，固有受容覚を向上させる可能性があります．今回閉眼時の重心動揺において改善傾向を示した背景には，こうしたピラティス特有の意識や動きが寄与したのだと考えられます．

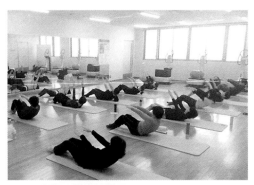

図3　実際の教室の様子

まとめ

　今回の研究成果をまとめると，日本人中高年女性を対象とした10週間のマットピラティスは，①体幹部の筋量増加，②静的なバランス能力の向上に寄与する可能性があることが示されました．一方で，今回の研究は10週間という短期間であったことや対象者がピラティス初心者であったこと，また40〜69歳と比較的幅広い年齢層が含まれていたことなどに留意する必要があります（図3）．今後は，どの程度継続すると効果が顕著に出始めるのか，どのような対象者（年代・性別・運動経験の有無など）に有効なエクササイズか，ピラティスの効果を最大限高めるためにはどのような指導が有効か，などといったところまで掘り下げて検証していく必要があります．今後も国内外問わず，ピラティスが身体組成や身体機能に与える効果に関するエビデンスはますます増えてくると思います．これからの研究の動向にも注目していただき，ぜひ普段の指導や実践にお役立てください．

文献

1) 藤井悠也ほか：短期間のピラティス実践が中高年女性の身体組成および身体機能に与える影響．第72回日本体力医学会大会，松山，2017

（藤井悠也・大藏倫博）

4 中高年女性への認知機能への効果

運動は身体や心の健康づくりだけでなく，認知機能にも効果的であるとするエビデンスが報告されてきています．では，ピラティスも認知機能に良い影響を与えるのでしょうか？　残念ながら，これに関するエビデンスはこれまでありませんでした．そこで私たちは，10週間のピラティスが中高年女性の認知機能に与える影響を検証することとしました．

1 認知機能の評価方法

　前項（第 12 章 3）の介入研究の中で，身体組成および身体機能と合わせて，認知機能についても評価を行いました（詳しい介入プロトコールは前項参照）[1]．認知機能の評価には①トレイルメイキングテスト，②ストループテスト，③ファイブコグテストの 3 種類を用いました．①トレイルメイキングテストのパート A は紙に書かれた「1 〜 25」までの数字を，鉛筆で番号順に素早く線でつなぎ，その時間を計測するというテストです（図 1）．パート B はさらに難易度が高くなり，数字の「1 〜 13」と平仮名の「あ〜し」まで書かれており『1—あ—2—い—3』と，数字→平仮名の順に線でつなぐというテストです．パート A では注意機能の選択性（正しい対象を選択できるかどうか）と持続性（注意を持続できるかどうか）を評価し，パート B はこれに加え，転導性（注意を正しく切り替えられるかどうか）や配分性（多方向に注意を向けられるかどうか）を評価します．

　②ストループテストは，パソコンの画面上に表示される記号や単語の色を素早く回答するテストであり，実行機能の評価に用いられる代表的なテストの 1 つです（図 2）．課題は中

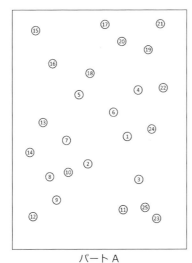
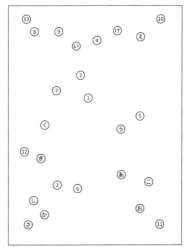

パート A　　　　　　　　　　　　　　パート B

図 1　**トレイルメイキングテスト**

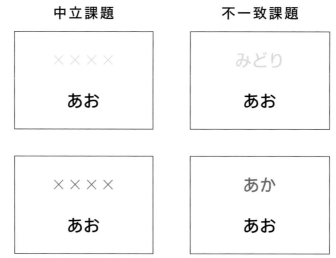

図2　ストループテストの課題例

立課題と不一致課題の2種類であり，中立課題は画面上段に表示された「××××」の色が下段の単語の意味と一致しているかどうかを判断し，不一致課題とは画面上段に表示された「色名」のインクの色が下段の単語の意味と一致しているかどうかを判断します．本研究では，中立課題と不一致課題をそれぞれ30問ずつランダムに実施し，中立課題および不一致課題における正答反応時間の平均値をそれぞれ算出しました．

　③ファイブコグテストは，高齢者用の集団認知機能検査の1つであり，全般的な認知機能を評価することができます．テストは5つの要素（記憶，注意，視空間認知，言語，思考）からなっており，50分ほどかけてすべての課題を実施します．記憶課題では，8つのカテゴリーごとに32個の単語を記憶し，その他の課題を実施したのち，カテゴリーをヒントに覚えた単語をできる限り多く書き出します．注意課題では，上中下の文字と文字が書かれた位置が一致しているものにできるだけ多く○を振り，同時に番号を振っていきます．視空間認知課題では，指定された時刻を示すように時計と針を書きます．言語課題では，指定されたお題に当てはまる単語を2分間でできるだけ多く書き出します．思考課題では，2つの単語に共通する上位の概念を回答します．これら各課題の得点を合計したものを5要素合計得点として算出し，全般的な認知機能の評価として用いました．

>>> 2 研究の結果

　10週間の前後でみられた認知機能の変化を図3に示しました．前項と同じく，水色線が介入群，青線が比較対照群の結果を示します．解析の結果，トレイルメイキングテストのパートBにおいて，介入群にのみ有意な低下（改善）が認められました．また，ストループテストの中立課題（簡単な課題）やファイブコグテストも改善傾向がみられましたが，どちらの群においても確認されたため，ピラティスによる効果とはいえない結果となりました．

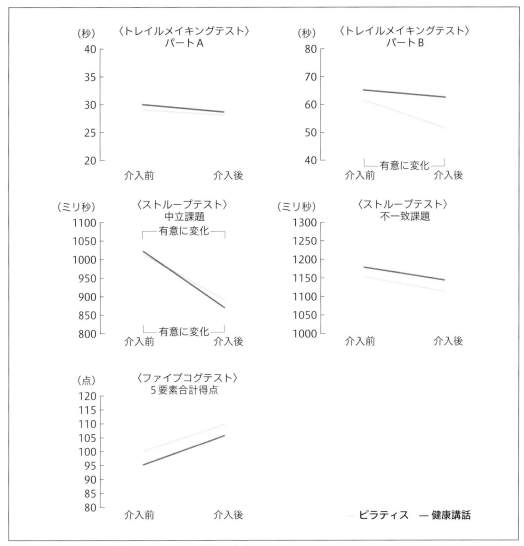

図 3　**10 週間の介入前後における認知機能の変化**

▋ **まとめ**

　本研究では，10 週間のピラティス実践による中高年女性の認知機能への効果を検証しました．その結果，トレイルメイキングテストのパート B において，顕著な改善が認められました．このテストは，認知機能の中でも，「いくつかの情報から大切なものに意識を集中させる」という働きをもつ注意機能を評価しています．注意機能は，あらゆる認知機能の基盤になると考えられているため[2]，この機能を高く保つことは，生活の質を高める上で重要であると考えられます．ピラティスは，自身の呼吸やインナーマッスルの動きなどを注意深く意識し，姿勢制御コントロールを行うエクササイズです．このような特徴的な意識や動作が，注意機能に良い影響を与えた可能性があります．特に近年では，姿勢制御を司る前庭系の機能が認知機能と関連するという報告も出てきています[3]．もしかするとピラティスによる姿勢制御能力（前庭機能）の維持・向上が，認知機能の向上につながったのかもしれません．

　しかし，まだまだピラティスと認知機能に関する研究は発展途上です．特に今回の研究は，①10 週間と短期間であること，②比較的少人数であること，③65 歳未満の中年層も含まれることなども踏まえて，結果の解釈には慎重になる必要があります．今後，より質の高い研究やメカニズムに迫るような研究成果の蓄積が求められます．また，予防という観点ではなく，改善という視点に立つと，認知機能がすでに低下してきている高齢者への指導も考えられますが，そうした人にピラティスをどのように適切に指導するかという点も大きな課題として挙げられるでしょう．これらの課題を乗り越え，認知機能の保持・増進という観点からピラティスの有用性を 1 つずつ明らかにしていくことが期待されます．

文 献

1) Fujii Y, et al：The effects of Pilates on cognitive functions in middle-aged women. American College of Sports Medicine's 65th Annual Meeting, Minneapolis, 2018
2) 山口晴保：注意障害と認知症．認知症ケア研究誌 3：45-57，2019
3) 堀井　新：加齢による感覚器・運動器障害と認知症：前庭系の関与．日耳鼻頭頸部外会報 125：960-965，2022

（藤井悠也・大藏倫博）

第12章　まとめ

>> 女性 ピラティスインストラクターを対象とした測定の結果，ピラティスの運動強度は 4METs 程度で，ストレッチよりも高く，水中ウォーキングやアクアビクスと同程度です．ピラティスを行った後は前頭前野すべての領域で血流量は増加しますが，ストレッチとの差は認めませんでした．

>> ピラティスは主に活性度，快適度，覚醒度といった気分を高め，交感神経を低下させる（落ち着かせる）という自律神経にも良好な影響を与え得る運動であることがわかりました．

>> 日本人中高年女性における 10 週間のマットピラティスの実践は，体幹部の筋量増加や静的なバランス能力の向上につながる可能性があります．さらに認知機能の中でも，注意機能を改善させる可能性があります．

≫ 索引

索 引

あ行

アーティキュレーション ……………… *11*
アームサークル ……………………… *12*
アームプレス ………………………… *18*
アイソメトリック収縮 ………… *21, 40, 43*
脚 ……………………………………… *45*
足裏 …………………………………… *11*
足の回内 ……………………………… *8*
脚の筋肉 ……………………………… *43*
脚を分離 ……………………………… *33*
頭・首・上背部 ……………………… *20*
痛み …………………………………… *97*
インナーマッスル …………………… *117*
ウォール・プランク／ローテーション …… *17*
ウォールスクワット ………………… *41*
うつ病 ………………………………… *93*
運動器 ………………………………… *92*
運動継続 ……………………………… *68*
運動習慣者 …………………………… *69*
運動不足 ………………………… *91, 95*
運動連鎖 ……………………………… *12*
エキセントリック収縮 ………… *46, 58*
エネルギー消費 ……………………… *85*
エビデンス …………………………… *120*
オール・フォー・オポジットアーム／
　レッグリフト ……………………… *49*

か行

回外 …………………………………… *54*
回外筋 …………………………… *8, 54*
外旋筋 ………………………………… *30*
回旋筋群 ……………………………… *28*
回内 …………………………………… *54*
外反母趾 ……………………………… *6*
肩関節 ………………… *12, 14, 15, 17, 19*

肩の安定筋 …………………………… *49*
身体の見方 …………………………… *70*
気分 …………………………………… *112*
気分障害・不安障害 ………………… *93*
キュー …………………………… *74, 75*
共同収縮 ………………………… *42, 44*
棘下筋 ………………………………… *16*
棘上筋 ………………………………… *16*
筋肉 …………………………………… *45*
筋量 …………………………………… *117*
筋力 …………………………………… *97*
屈筋の強化 …………………………… *56*
首の可動域 …………………………… *23*
グローイングトール・アウト・
　トップオブヘッド ………………… *20*
継続につながる身体の見方 ………… *73*
頚椎 …………………………………… *22*
頚椎の可動域 ………………………… *26*
頚椎の可動性 ………………………… *25*
元気高齢者 …………………………… *84*
肩甲下筋 ………………………… *16, 55*
健幸華齢 ………………………… *81, 83*
肩甲骨 …………………………… *12, 16*
健康寿命 ……………………………… *91*
肩甲帯 …………… *12, 14, 15, 16, 17*
健康づくり …………………………… *102*
健康問題 ……………………………… *91*
現代生活の影響 ……………………… *64*
コア（体幹）の安定および強化 …… *94*
交感神経 ……………………………… *113*
後頚部の筋肉 ………………………… *25*
抗重力筋 ……………………………… *46*
肯定表現 ……………………………… *74*
更年期障害 …………………………… *93*
広背筋 ………………………………… *18*

高齢者に対する効果 ———————— 96
高齢者の機能的効果 ———————— 102
高齢者のメンタルヘルス ———————— 102
股関節 ———————— 30, 45
股関節屈曲筋 ———————— 30
股関節屈筋群 ———————— 40
股関節の屈筋 ———————— 27, 51
股関節の回りの筋肉 ———————— 45
呼吸商 ———————— 107
心と身体の完璧なバランス ———————— 102
骨折の危険性の高い集団 ———————— 99
骨粗鬆症 ———————— 94
骨盤 ———————— 27, 29
骨盤臓器脱 ———————— 99
骨盤底筋群 ———————— 99
骨盤底筋肉群 ———————— 20
骨盤の安定性 ———————— 33
コミュニケーション ———————— 78
固有受容覚 ———————— 119
コンストラクティブ・レストポーズ ———————— 31
コンセントリック ———————— 46
コントロロジー ———————— 94

さ行

座位時間 ———————— 102
サイド・フォアアーム・プランク ———————— 18
サイドレッグキック—フロント／バック
———————— 43, 51
サイドレッグキック—リフト／ロウワー ——— 51
サクセスフル・エイジング ———————— 83
三角筋 ———————— 18
酸素摂取量 ———————— 107, 108
自己効力感 ———————— 66
姿勢 ———————— 98
姿勢制御 ———————— 123
視線 ———————— 70
視線分析 ———————— 71
実行機能 ———————— 121

シャクトリムシのエクササイズ ———————— 9
尺屈 ———————— 59
重心動揺 ———————— 118
熟練インストラクター ———————— 70
手指 ———————— 54
小円筋 ———————— 16
小臀筋 ———————— 50, 51
自律神経 ———————— 112, 113
伸筋 ———————— 56
伸筋群 ———————— 58
シングルレッグリフト／サークル ——— 40
心身相関 ———————— 101
身体活動 ———————— 92
身体活動・座位行動ガイドライン ——— 100, 101
身体機能 ———————— 117
身体機能に対する効果 ———————— 96
身体組成 ———————— 117
心理学的効果 ———————— 101
心理社会的利点 ———————— 97
スイミング ———————— 52
スクワット ———————— 48
スクワット—スタンディング／
アゲインスト・ウォール ———————— 48
スクワットウォーク ———————— 42
スタンディング・ヒールレイズ／
トウ・リフト ———————— 42
スタンディング・レッグエクササイズ ——— 40
スタンディング—サイドレッグ・
スウィングアウト／サイド ———————— 50
ストループテスト ———————— 121
ストレッチ—ハムストリングス／カーフ ——— 44
スノーエンジェル ———————— 18
スパインツイスト ———————— 28
スマートエクササイズ ———————— 81, 82
スマートダイエット ———————— 81
スマート脳トレ ———————— 81
スマート服薬 ———————— 81
スワン・ウィズ・タオル ———————— 35

生活習慣病予防 ……………………………… 100
生活の質 …………………………………………… 81
生理学的効果 ……………………………………… 98
脊柱起立筋群 …………………………… 28, 34, 35
背中の下部筋肉の強化 ………………………… 52
セルフマッサージ ……………………………… 11
前鋸筋 …………………………… 13, 14, 15, 16
前脛骨筋 …………………………………………… 42
全身持久力 ……………………………………… 100
前庭系 …………………………………………… 123
前腕 ……………………………………………… 54
前腕の回内 / 回外筋 …………………… 54, 55
前腕の可動性 …………………………………… 55
相互作用 ………………………………………… 67
僧帽筋 …………………………………… 18, 19
足底アーチ ………………………………………… 5
足底筋 ……………………………………………… 5
足底筋膜 ………………………………………… 10

た行

体幹 ……………………………………………… 14
体脂肪 …………………………………………… 117
体性感覚 ………………………………………… 119
大腿四頭筋 …………………… 37, 38, 39, 40, 41, 42
大腿四頭筋を鍛える ……………………………… 44
大臀筋 …………………………… 34, 48, 49, 51, 52
大腰筋 …………………………… 30, 32, 40, 43
タンデム肢位 ……………………………………… 8
チェアシリーズ ………………………… 27, 28
注意機能 ………………………………………… 121
中臀筋 …………………………………………… 50
中等度の運動 …………………………………… 100
虫様筋 …………………………………………… 57
腸骨筋 …………………………………………… 30
腸腰筋 …………………………………………… 27
ツイスト ………………………………………… 28
手 ………………………………………………… 54
手軽 ……………………………………………… 102

手首 …………………………………………… 54, 58
手首 / 指の屈筋 ………………………………… 57
手首と手の屈筋 / 伸筋 ………………………… 56
手首のエクササイズ …………………… 58, 59, 60
手首の回内 / 回外筋群 ………………………… 60
手首の内転 / 外転筋群 ………………………… 59
臀筋群 …………………… 38, 39, 41, 42, 46, 47
転倒 ……………………………………………… 98
転倒予防プログラム …………………………… 97
動機づけ ………………………………………… 74
橈屈 ……………………………………………… 59
ドーミング・フィート …………………………… 5
ドローイングフィギュア∞ …………………… 25

な行

内在筋群 …………………………………………… 5
内面の美しさ …………………………………… 95
ニーフォールド ………………………………… 33
ニープレス・イントゥ・タオル ………………… 37
ニーホールド …………………………………… 48
ニュートラル …………………………………… 27
ニュートラル・スパイン ……………………… 31
ニュートラル・ブリッジング ………………… 34
ニュートラルポジション ……………………… 21
尿失禁 …………………………………………… 99
認知機能 …………………………………… 107, 121
脳血流量 ………………………………………… 107

は行

パームプレス …………………………………… 55
背筋 …………………………………………… 47, 49
背筋群 ………………………………………… 32, 34
ハムストリングス
 …………………… 34, 37, 38, 39, 41, 44, 45, 47, 52
バランス能力 …………………………………… 118
バランスの改善 ………………………………… 97
パンデミックの影響 …………………………… 64
ヒートマップ …………………………………… 70

ヒールスライド ……………………… 38

ヒールレイズ ………………………… 9

腓骨筋 ………………………………… 9

膝関節 ………………………………… 38

膝関節を安定 ………………………… 37

非熟練インストラクター …………… 70

腓腹筋 …………………………… 10, 42

ピラティスの潮流 …………………… 62

ヒラメ筋 ………………………… 10, 42

フィードバック ……………………… 74

フォアアーム・プランク …………… 14

副交感神経 …………………………… 113

腹斜筋 ………………………………… 28

腹部深層筋 …………………………… 33

腹部深層筋群 ………………………… 34

ふくらはぎ …………………………… 45

ふくらはぎの筋肉 …………………… 44

腹筋 …………………… 27, 43, 47, 49

腹筋群 ………………………………… 32

フラットバック ……………………… 28

プランク ……………………………… 13

ブリッジ・ウィズプッシュ／プル … 39

ブリッジ・オンチェア ……………… 38

ブリッジ運動 ………………………… 47

フレイル ……………………………… 91

プログレッション …………………… 7

閉経期の女性 ………………………… 101

ヘッドプレス ………………………… 21

ヘッドプレス・リフト・オン・フロアー … 24

ヘッドプレス・リフト・オンストマック・
　インローテーション ……………… 26

ヘッドプレス・リフトウィズ・
　ヘッドローテーティッド ………… 24

ヘッドリフト・オンストマック・
　ウィズアウトハンド ……………… 25

ペルビッククロック ………………… 32

変形性膝関節症 ………………… 92, 102

変形性膝関節症の患者のための運動療法 … 97

母趾外転筋 …………………………… 6

骨の健康 ……………………………… 98

ま行

マーチング・イン・プレイス ……… 30

慢性的な筋骨格疾患（変形性膝関節症）の
　患者のための運動療法 …………… 98

メンタルヘルス ……………………… 101

モディフィケーション ……………… 13

や行

痩せ過ぎ ……………………………… 95

有能感 ………………………………… 74

指 ……………………………………… 58

指の屈筋／伸筋 ………………… 55, 56

腰椎の筋肉 …………………………… 27

腰痛 …………………………………… 92

腰痛への効果 ………………………… 96

余生の質 ……………………………… 81

ら行

ラテラル・サイド・ヘッドプレス … 22

リーチ ………………………………… 28

リバース・テーブルトップ ……… 52, 53

リバースプランク …………………… 53

菱形筋 …………………………… 18, 19

レンジオブ・モーション …………… 23

ローテーターエクササイズ・
　ウィズ・ウォール ………………… 15

ローテーターカフ ……………… 15, 18, 55

ローテート・ヘッドプレス ………… 22

ローランジーフロントレッグ・
　エクステンディング／ベンディング …… 44

欧文

ASIS ………………………………… 32

ELQ ………………………………… 81

end of life quality ………………… 81

gait ·· 5

QOL（QoL）································ 81, 102

QOL の向上 ································ 102

quality of life ······························· 81

successful aging ····················· 81, 83

検印省略

健康増進のためのピラティス
成果を導く実践的プログラミング

定価（本体 2,700円＋税）

2023年4月22日　第1版　第1刷発行

編著者　高田香代子（たかだかよこ）
発行者　浅井　麻紀
発行所　株式会社 文光堂
　　　　〒113-0033　東京都文京区本郷7-2-7
　　　　TEL （03）3813 - 5478（営業）
　　　　　　（03）3813 - 5411（編集）

© 高田香代子, 2023　　　　　　　印刷・製本：三報社印刷

ISBN978-4-8306-5195-3　　　　　Printed in Japan